미안율과 해부기능에서 접근한

美顔鍼

저자 소개

도몬 가나데(土門 奏)는 고쿠사이(國際)침구전문학교, 쓰쿠바(筑波)대학 이료과 교원양성시설을 졸업하였다. 일본의학유정(日本醫學柔整)침구전문학교 전임교원, 쓰쿠바대학 이료과 양성시설 이료진료부 전공생·연구생, 쓰쿠바대학대학원 체육종합실험동 트레이너스 클리닉을 거쳐 2008년에 도몬치료원을 개업하였다. 저서에는《미안율: 마사지·트레이닝》과《열 살 젊어지는 얼굴습관 바로잡기》,《주름도감》등이 있다.

역자 소개

성시현은 동국대학교 한의학과를 졸업하였다. 진료실에서 환자를 만나는 한편, 내일의 한의학이 나아가야 할 길에 대해 고민하면서 살아가고 있는 한의사이자 저술가이다. 어학에 대한 관심과 전공을 살려서《현대의료와 한방약》,《피부질환의 한의학치료 57증례》,《橘窓書影:물오약실방함구결과 함께 읽는 淺田宗伯 치험록》을 번·편역하여 출간하였고,《橘窓書影》은 2017 대한민국학술원 우수학술도서에 선정되었다.

美顔鍼: 미안율과 해부기능에서 접근한

지은이 도몬 가나데(土門 奏)
옮긴이 성시현

1판 1쇄 인쇄 2017. 07. 05
1판 1쇄 발행 2017. 07. 10

발행처_물고기숲 • 발행인_임민수 • 등록번호_제406-2012-000004호 • 등록일자_2012. 01. 03. • 주소_(우10906) 경기도 파주시 와석순환로 61, 708-601 • 전화_031)943-2090 • 팩시밀리 _031)943-2091 •

값은 뒤표지에 있습니다. • ISBN 978-89-98038-25-0 93510 • 카카오톡 ID_fishwood • 카카오스토리_http://story.kakao.com/fishwood • 이메일_ fishwoodbook@naver.com • 블로그_http://blog.naver.com/fishwoodbook • 물고기숲은 독자 여러분의 의견에 귀 기울여 좋은 책을 만들겠습니다.

미안율과 해부기능에서 접근한

美顏鍼

도몬 가나데 지음
성시현 옮김

물고기숲

역자 서문

이 책을 번역하기에 앞서 많은 고민이 있었습니다. 한의사라면 누구나 침 시술에 능숙할 것이고 미용침술(정안침, 동안침)에 관한 내용이 지금 시점에서 크게 새롭거나 신선한 것은 아니었기 때문입니다. 시시각각 변화해가는 역동적인 미용시장에서 신기술이 아닌, 한의사라면 누구나 능숙하게 사용하고 있을 침술을 다시금 소개하는 것이 얼마만큼의 효용가치를 지니는지 확신할 수가 없었습니다. 그럼에도 두 가지 이유에서 이 책을 번역하여 국내에 소개하게 되었습니다. 첫 번째로 미용분야에서 침구와 관계된 EBM이 구축되어 그것을 기반으로 한 치료행위가 이루어져야 함을 역설했다는 점과 '이론–진단–치료–예후'로 이어지는 일련의 흐름에 따라 각각의 부분에 고른 비중을 두고 책을 구성하려 노력했다는 점에서 이 책을 높이 평가했습니다. 두 번째로 한의사라면 결국 침으로 귀결된다고 생각했습니다. 미용시장은 의료인과 비의료인이 혼재되어 있고 무수히 많은 술기들이 난립하는 시장이지만 이 시장에서도 한의사가 배타적 권리를 가지고 있고 경쟁력을 가져가야 할 도구는 결국 침일 것이기 때문입니다. 이 책을 작업하기 전에 미용침구와 관련하여 국내에 출간된 서적, 발표된 논문을 모두 살펴보았는데 그 수가 의외로 적다는 사실에 놀랐습니다. 한의사가 미용침을 특화하여 시술하든 특화하지 않고 시술하든 미용분야에서 한의사 고유의 직능 가운데 하나인 침 시술의 근거가 될 만한 문헌의 수가 적다는 것은 그 자체로 큰 문제라 생각했습니다. 이러한 이유에서 이 책을 번역하기로 결정하고 작업을 하게 되었습니다.

이 책은 얇지만 진료프로토콜로서의 구성을 잘 갖추고 있습니다. 물론 저자의 진료여건과 국내 한의사들의 진료여건에는 큰 차이가 있고 이 책만으로 미용침술에 관한 모든 것을 습득할 수는 없을 것입니다. 그렇지만 미용침을 진료에 도입하기 위한 뼈대를 구축하는 데 분명한 도움이 되리라 생각합니다. 또 이 책의 원제가 미안침美顔鍼인 관계로 '미용'이라는 단어를 반복해서 사용하긴 했지만 한의사는 의료인으로서 두면부 질환에 이러한 지식과 술기를 얼마든지 활용할 수 있습니다. 또 일차의료기관에서 쉽게 접할 수 있는 두통, 이명, 유루증, 안구건조와 같은 두면부 증상들을 치료하면서 미용적 술기를 아울러 진료에 활용하게 되면 환자와의 관계를 한층 부드럽게 만드는 데 많은 도움을 받을 수 있습니다.

이 책의 저자는 서문에서 스스로 밝힌 것처럼 경락·경혈이나 한의학 이론을 바탕으로 이 책을 저술하지 않았습니다. 그렇기 때문에 이 책에는 변증辨證이나 혈명穴名, 혈성穴性과 같은 것이 제시되어 있지 않습니다. 오히려 조직학이나 근육학, 나아가서는 사회심리학에 바탕을 두고 침술을 운용하고 있습니다. 이러한 취지에 공감하여 저자의 의도가 책에 잘 녹아 있도록 하는 동시에 쉽게 읽힐 수 있도록 번역하는 것에 주안점을 두고 작업했습니다. 이 책은 실용서인만큼 더 익숙하고 현장에서 더 많이 사용되는 구해부용어(한문용어)를 사용하여 기술하였고 의미를 명확히 하기 위해 영어표현을 병기해 두었습니다(예: 안륜근orbicularis oculi). 그리고 이 책에서는 미용분야에서 자주 사용되지만 학술적으로는 정의되어 있지 않은 표현들, 예컨대 마리오네트라인, 인디언라인과 같은 표현들이 사용되고 있습니다. 이러한 표현들은 전문적인 용어는 아니지만 이 분야에서 많이 사용되는 표현이기 때문에 그대로 번역하여 기술하였습니다.

미용분야는 변화를 만들어내는 것이 무엇보다 중요합니다. 변화를 만들어낼 수 없는 치료법은 사라질 수밖에 없습니다. 부위와 호소증에 따라 침을 운용하게 되는 목적이나 목표는 달라지겠지만 어떠한 목적, 목표에서 시술을 하더라도 부작용을 감안한 효용 측면에서 볼 때 침은 상당히 매력적인 도구임에 틀림없습니다. 환자들에게 신뢰할 수 있는 근거를 토대로 설명하고 또 시술할 수 있도록 한의 데이터베이스가 구축되는 데 이 책이 작게나마 도움이 되기를 바랍니다.

책의 마지막 문장을 적으려 할 때면 항상 설렘과 걱정의 감정이 함께 밀려오는 것 같습니다. 부족한 실력이지만 이 책이 여러분의 진료에, 여러분의 한의학에 작은 보탬이 되었으면 좋겠습니다.

2017년 6월 16일

성 시 현

저자 서문

저는 쓰쿠바筑波대학 이료理療과 교원 양성 시설에서 미야모토 도시카즈宮本俊和 선생님에게 지도를 받으면서 형태관찰과 기능관찰의 양면에서 치료를 실시했습니다. 쓰쿠바대학 체육학과 학생들에게 침구임상을 하면서 스포츠장애의 발생기전과 치료법을 배웠고, 중년 환자와 노인 환자의 임상에서는 노화로 인해 발생하는 장애의 치료법을 익혔습니다. 침구전문학교 강사 시절에는 침이 무서워서 진료를 받지 못하겠다는 사람들을 위해서 온구溫灸 치료를 연구주제로 선택하였고 침구환자의 저변을 넓히겠다는 신념으로 연구에 몰두했습니다.

2008년 고지마치麹町에 도몬土門치료원을 개업했습니다. 이곳에서 처음으로 환자분으로부터 미용침 시술을 해줄 수 없겠느냐는 요청을 받았습니다. 당시 저는 미용분야에 관심이 없었기 때문에 솔직히 당황스러웠습니다. 당시의 미용치료는 경락이나 중의학에 근거한 이론이 주류였습니다. 따라서 저는 지금껏 실천해 왔던 기능해부에 근거한 치료법을 발견할 수 없어서 매우 곤란했습니다. 그렇지만 스스로 납득할 수 있는 치료이론을 바탕으로 환자의 요청을 받아들이고자 미용침의 주소증인 주름·늘어짐의 원인을 조사하였고, 이는 제가 미용침 치료를 개척하게 된 계기가 되었습니다. 조사를 하고 나서 주름이나 늘어짐의 원인이 근육의 구축, 노화에 따른 안면신경의 감소, 지방의 하수下垂, 유지인대(retaining ligament)나 표재성근막(SMAS)의 스트레스 등의 다방면에 걸쳐 있다는 사실에 크게 놀랐습니다.

치료법을 고심하는 동안 큰 수확이 되었던 것은 "입꼬리가 내려가서 피부가 늘어진 것이라면 어느 정도로 입꼬리가 올라가면 피부가 늘어지지 않는 것일까?", "만약 입꼬리가 제한 없이 지나치게 올라가버리면 어떤 얼굴이 되는 것일까?"라는 의문이었습니다. 이때부터 저는 "아름다운 얼굴의 정의"에 대해서 사회심리학의 관점에서 조사하기 시작했습니다. 그 결과 몇 사람의 얼굴을 평균하여 합성해 나가다 보면 매력적인 얼굴이 된다고 하는 평균안(average face)의 연구로부터 인간의 심층심리에서 누가 보더라도 매력적인 얼굴이라 여기는 "얼굴의 황금비율"에 표정근의 긴장(tonus)을 맞추는 치료법을 고안해 낼 수 있었습니다.

오늘날 침구사들뿐 아니라 일반인들 사이에서도 미용침에 대한 관심이 고조되고 있습니다. 최근 미용분야로 특화하여 개원하는 침구사들이 늘어나고 있는 가운데, 그 치료법을 배우기 위해서 고액의 강의료를 지불하는 경우도 있습니다. 저는 좋은 기술과 임상례가 있다면 미용침의 발전을 위해서 정보를 개방해야 한다고 생각합니다. 향후에는 임상으로 배양한 이론을 근거(evidence)로 하여 증명할 수 있도록 연구를 진행하고 싶습니다. 근거 수준이 높은 치료법이 확산되면 안심하고 침구치료를 받는 환자의 저변이 넓어지리라 확신합니다.

미용침 시술을 받기 위해 내원하는 환자들의 호소는 다양합니다. 그렇기 때문에 일률적인 치료법으로는 모두 대응해 낼 수 없습니다. 자침할 자리만을 이해한다고 해서 모든 호소에 대응할 수 없습니다. 치료법의 블랙박스를 자신의 이론으로 해명해 내는 힘이야말로 미용침을 특화하고 있는 시술자들에게 필요한 것입니다. 이 책에서는 환자가 가지고 있는 호소의 원인을 임상적으로 밝혀내어 그것에 대응할 수 있도록 기술하였습니다. 환자가 가지고 있는 호소의 원인을 스스로의 힘으로 이해하고 그것을 바탕으로 치료를 실시하고자 하는 분들께 이 책이 작게나마 도움이 되었으면 좋겠습니다.

2015년 1월

도몬치료원 원장

도몬 가나데

차례

2장 치료법

3장 환자와의 상담

1장 총론

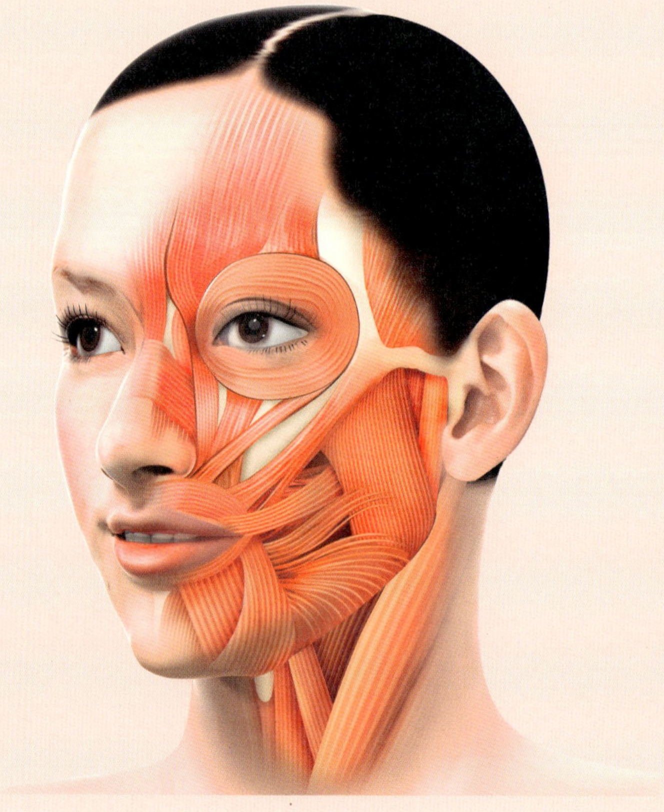

1 총론

1-1. EBM에 기반한 미용침을 목표로 하여

"미용침"이라는 용어는 1980년대에 모리 카즈森和 씨가 만든 것인데 2000년대부터 새로운 침구 수요의 가능성으로 주목받아서 오늘날에 이르고 있다. 하지만 "침구는 의료이고, 미용침은 비즈니스"라는 인식 때문인지 침구의학은 미용침과 선을 긋고 있다. 왜냐하면 미용침은 시술자마다 임상의 치료법이 다르고 경험과 직감에 의한 치료인 탓에 비과학적인 분야라는 인식이 있기 때문이다.

최근 미용피부과학계에서는 세포생물학의 발전에 따라 주름이나 기미의 발증 메커니즘이 점차 해명되어 이것을 치료에 활용하고 있다. 표정근이 구축된 부위에 보톡스 주사를 시술하여 대주름을 개선시키거나, 표재성근막(Superficial Musculo-Aponeurotic System: SMAS), 유지인대(Retaining ligament), 지방 등에 대한 기능해부가 해명되어 미용성형외과의 수술에 응용되는 것처럼 EBM(Evidence-based medicine)에 기반한 미용피부과학의 방법이 확립되기 시작하고 있다.

일본 침구학계에서도 다양한 학회와 연구회에서 미용에 관한 발표가 이루어지기 시작했으며, EBM에 기반한 이론적인 치료를 실시하려 하고 있다. 이것은 지금까지 미용침 이론에 논거가 없음을 우려하던 자세에 변화를 가져오는 계기가 될 것이다.

1-2. 치료내용과 이 책의 흐름

이 책에서는 최근 밝혀진 안면기능해부의 노화에 따른 변화에 더하여, 얼굴의 심리학·사회학적 영향을 고려한 미안침의 방법을 설명하고 있다. 얼굴은 신체의 다른 부위처럼 근력이나 가동역과 같은 운동학적 치료효과만을 목표로 해서는 안 되는 부위이며, 심리학적으로 젊고 아름답게 보이는 얼굴 구성요소의 배치에 근육긴장(tonus)을 조정해 나가는 치료를 실시할 필요가 있다. 나아가서는 근육구축의 원인이 되는 항중력근의 근력저하에 수반되는 보상운동을 회피하기 위해 구축근의 마사지, 항중력근의 트레이닝, 안면신경의 촉통(facilitator) 트레이닝도 아울러 실시해서 표정근력의 불균형을 해소할 필요가 있다(표1-1). 여기에 더하여 환자에게 셀프마사지나 트레이닝 방법을 설명하고 실천하게끔 하면 환자가 자신의 문제에 정면으로 맞설 수 있게 됨으로써 삶의 질(QOL: quality of life)을 높이고자 의식하는 계기가 되므로 그 지도법도 기재하고 있다.

[표1-1] 치료원에서의 치료내용

문진(Medical Interview)	
예진표의 기입	주소의 확인, 발생상황, 경과 등을 청취

↓

평가(Assessment)	
주관적 평가	객관적 평가(구축도 평가, 주운동·보상운동의 평가 등)

↓

사전동의(Informed Consent)		
진찰결과, 치료계획·방법의 설명	예상되는 위험성을 설명	예후 설명

↓

치료(Treatment)			
침치료	SMAS	PNF	마사지

↓

환자지도(Teaching)		
트레이닝	마사지	스킨케어

1-3. 미용침의 미래

앞으로의 미용침은 임상연구나 원인을 해명하기 위한 기초연구, 심리과학적 연구, 비용대비효과, 평가연구 등의 다양한 분야에서 연구를 발전시켜서 효과를 검토할 필요가 있다. 유효성이 밝혀져서 EBM에 기반한 치료가 실시된다면 미용침의 미래도 크게 변모하게 될 것이다. 이 책에서는 일단 현재 다른 분야에서 밝혀지고 있는 피부·근육·근막 등의 기능해부로부터 접근하여 미용침의 치료법을 해설하고자 한다.

2 주름·늘어짐이란 무엇인가?

"피부가 젊다"는 것은 무엇을 지칭하는 말일까? 일반적으로 피부표면이 매끄럽고 탄력이 있으며 색이 균일하고 얼룩이 없는 상태를 말하는 게 아닐까? 반대로 "노화한 피부"란 이와 같은 균일성을 소실한 상태로서 피부표면에 불규칙한 선 모양의 요철이 나타나는 주름, 피부조직의 분포에 치우침이 발생한 늘어짐, 피부의 멜라닌 색소분포가 균등하지 않은 기미가 인식되는 피부를 뜻할 것이다. 그럼 먼저 피부 노화현상의 개요에 대해 살펴보도록 하자.

2-1. 피부결과 주름·늘어짐의 개요

피부에는 피부결(texture of skin)이라고 하는 피부고랑(sulcus cutis)과 피부능선(crista cutis)으로 이루어진 미세한 요철이 원래부터 존재하고 있다(그림1-1). 같은 요철이라 하더라도 규칙적으로 균일하게 늘어서 있는 피부결의 경우에는 주름으로 인식되지 않는다. 방의 벽지에 요철이 균일하다면 모양이나 무늬라고 인식되지만 어느 한군데가 불규칙하게 헝클어져 있으면 움푹 팬 곳은 주름졌다고, 쑥 나온 곳은 늘어졌다고 인식되는 것과 같다.

주름은 일반적으로 노화현상이라 받아들여지지만, 그중에는 노화에 수반되지 않는 것도 있다. 예컨대 웃을 때 생겼다가 표정을 되돌리면 사라지는 주름은 표정주름으로서 노화에 수반된 주름으로 취급되지 않는다(그림1-2). 젊은 사람이 웃을 때 비순구(nasolabial sulcus)가 깊어진다고 해서 노화했다고 생각하는 사람은 없을 것이다. 피부결처럼 피부에 요철이 있더라도 주름으로 인식되지 않는 것, 표정주름처럼 일시적으로 깊어지더라도 주름으로 생각되지 않는 것도 있기 때문에 노화에 수반된 주름·늘어짐을 단순히 "피부의 요철감"이라는 말만으로 설명할 수는 없을 것이다.

하지만 같은 움직임을 오랫동안 반복하여 그 부분의 피부에 부하가 걸리면 진피 망상층 조직의 유연성이 저하되어 원래의 얼굴로 표정을 되돌리더라도 사라지지 않는 대주름을 이루게 된다. 대주름은 이와 같이 근육이 움직이는 장소에 발생하기 쉽다. 또 소주름은 진피 유두층까지의 얕은 주름으로 피부결이 소실됨에 따라 발생한다.

노화에 따른 주름의 발생에는 피부조직의 노화가 크게 영향을 주고 있지만 피부조직의 레벨만으로 주름이 발생하는 원인을 모두 설명할 수는 없다. 왜냐하면 환자에 따라 주름·늘어짐이 발생하는 원인이 다양할 뿐더러 그 원인에 따라 치료법이나 지도법이 달라지기 때문이다. 따라서 주름과 늘어짐이 발생하게 된 배경을 이해하고, 그것을 바탕으로 침 치료를 실시하려면 미시적인 피부기능해부와 표정근이나 근막 같은 거시적인 해부기능을 아울러 이해하는 것이 중요하다.

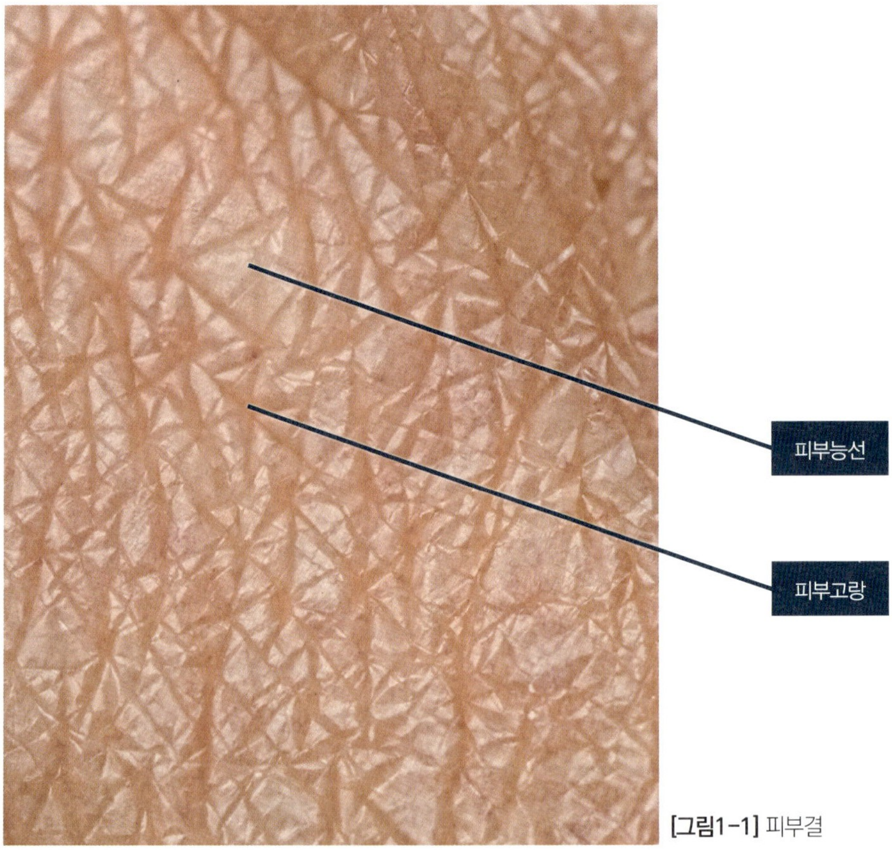

[그림1-1] 피부결

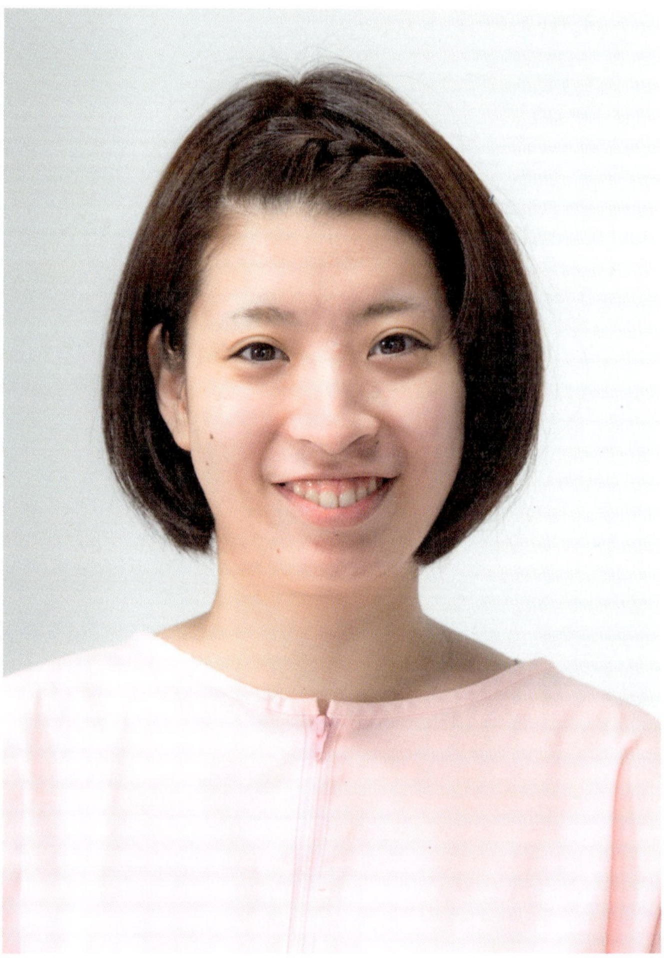

[그림1-2] 젊은 사람이 웃을 때 피부에 요철이 생기더라도 이것을 주름이나 늘어짐으로 인식하지는 않는다

3 미시적 피부해부로 본 주름·늘어짐의 원인

3-1. 피부결이 가지런한 피부

피부는 표면에서부터 차례로 표피, 진피, 피하조직의 3요소로 구분된다(그림1-3).

얼굴의 표피 두께는 약 15μm(체간·복부 등은 20~30μm)이며, 이것은 외계의 건조나 외력으로부터 보호벽 역할을 하는 매우 얇은 조직이다. 표피의 가장 아래층에 있는 기저세포가 기저층에서 세포분열하여 유극세포, 과립세포를 거쳐 서서히 각화하면서 각층세포로 이행해 나감에 따라 무핵의 죽은 세포층으로 이루어진 조밀한 각질층이 피부표면에 형성된다. 기저세포는 14일 정도면 각층세포가 되고, 10일 전후로 각질층의 가장 바깥면으로 밀어 올려져 3~4일간 피부표면에서 피부를 지키는 역할을 담당한 뒤, 때가 되어 떨어져 내린다(그림1-4). 세포가 하나 떨어져 내리면 새로운 기저세포가 하나 생기게 된다. 이러한 피부의 신진대사는 일반적으로 턴오버(turn-over)라 불리고 있다.

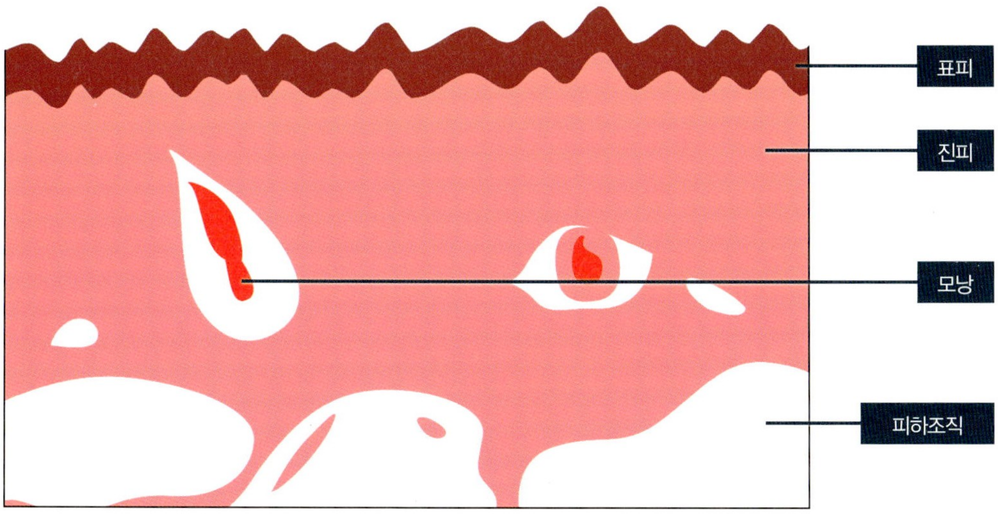

[그림1-3] 피부의 구조 모식도(표피·진피·피하조직)

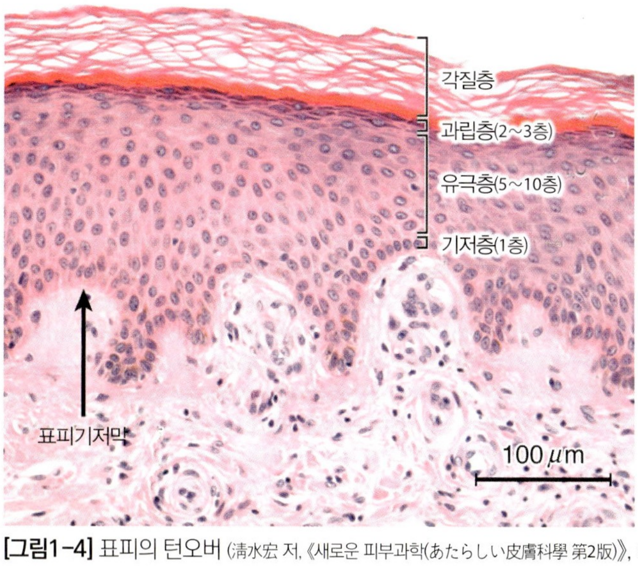

[그림1-4] 표피의 턴오버 (清水宏 저, 《새로운 피부과학(あたらしい皮膚科學 第2版)》, 中山書店, 2011, p3에서 전재)

진피의 두께는 약 1~2mm이며, 망상층 조직은 일정 이상으로 신장하지 않는다. 장력을 발휘하는 기둥과 같은 존재인 교원섬유(콜라겐)와 수축력을 발휘하는 고무와 같은 존재인 탄성섬유(엘라스틴)가 물분자를 풍부하게 지니고 있는 세포간기질(히알루론산 등) 속에 규칙적으로 입체배열된 구조로 이루어져 있다. 기둥의 교점을 고무밴드로 묶어서 만든 건축물과 같은 상태인데, 위에서 누르면 원래의 형태로 되돌아가려는 탄력이 생긴다. 이러한 작용으로 체내로부터의 압력을 억제하여 체형을 유지하고 피부의 탄력성을 담당하는 기능이 일어나는 것이다(그림1-5).

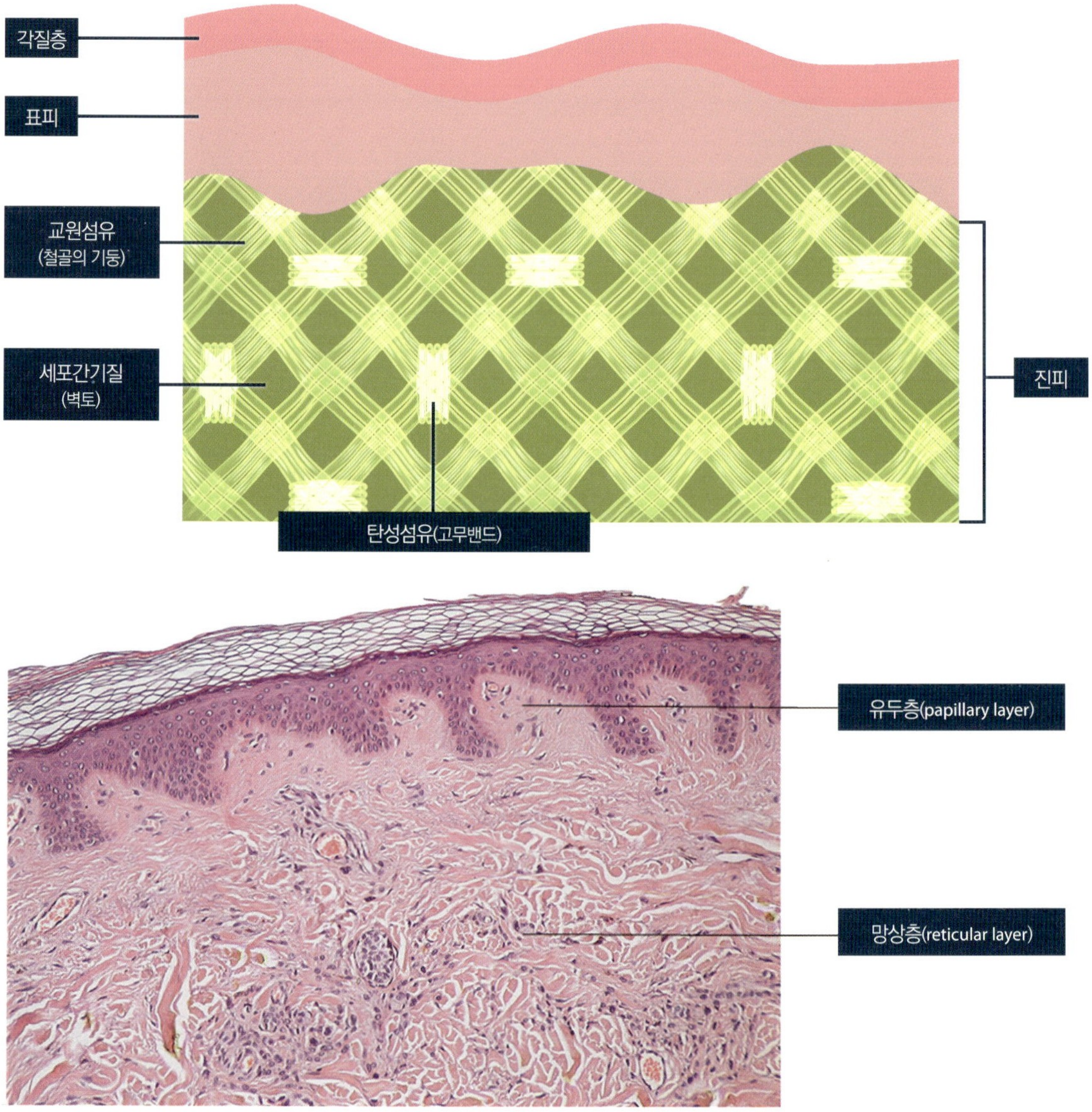

[그림1-5] 진피의 구조

진피의 상부에 있는 유두층(papillary layer)은 표피의 영양유지를 담당하고 있다(그림 1-5). 턴오버가 정상적으로 이루어져서 기저세포가 적당히 증가하면 기저층과 유두층은 서로 뒤얽혀 피부의 요철이 된다. 유두층에서는 피부표면을 보강하기 위한 콜라겐섬유가 뻗어 있으며, 표피에 어느 정도의 두께가 있으면 영양섬유에 장력이 생겨서 피부고랑이 깊어지고 운동을 위한 여분의 피부를 수납한다.

피하는 잉여의 영양분을 지방으로 비축함으로써 조직의 용적을 확대한다. 그 결과, 내부의 여러 장기와 외계 사이에 공간적인 거리를 확보할 수 있어서 충격이나 온도변화로부터 보호하는 기능이 이루어진다.

예를 들어 피하조직 위에 얹혀 있는 진피 망상층의 교원섬유와 탄성섬유를 번갈아 짠 카펫의 심지라 가정해 보자. 진피 유두층은 카펫에서 수직으로 뻗어 나온 올이라 가정하고, 이 진피에 부드러운 젤리와 같은 것(세포간기질)을 올이 보이지 않게 될 때까지 스며들게 한다. 그리고 그 위를 랩(표피)으로 덮는다. 이것을 평평한 장소에 두고 좌우 모서리를

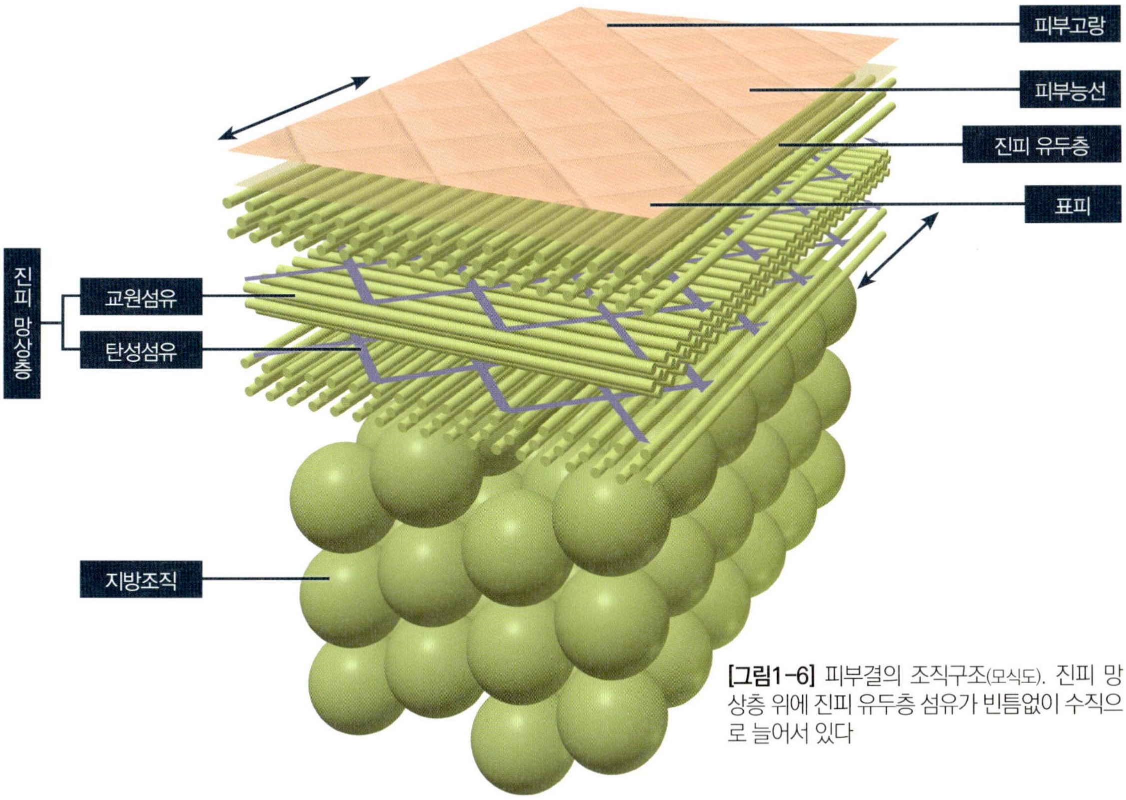

[그림1-6] 피부결의 조직구조(모식도). 진피 망상층 위에 진피 유두층 섬유가 빈틈없이 수직으로 늘어서 있다

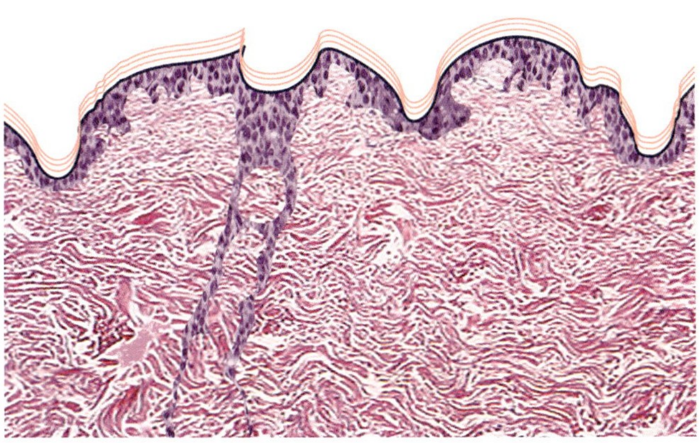

[그림1-7] 피부결의 구조. 유두층과 기저층이 뒤얽혀 있는 요철을 확인할 수 있으며, 피부 표면의 피부고랑이 규칙적으로 가지런히 늘어서 있다

서로 엇갈리는 방향으로 비끼면 직행하는 선 모양의 함요陷凹가 점차 생겨나서 규칙적인 요철이 생기게 된다. 이것이 피부결의 형성이론이다(그림1-6). 각각의 구성요소가 균일하면 규칙적인 요철이 생기지만(그림1-7), 노화에 의해 조직에 균일성이 없어지면 주름이나 늘어짐이 발생하게 되는 것이다.

3-2. 소주름

소주름도 피부결도 유두 아래까지 피부가 함요된 것이다(그림1-8). 피부결은 잉여분의 피부를 비축하는 장소이며 운동으로 피부가 신전된 다음에도 피부는 피부고랑으로 돌아오게 되지만, 피부결이 소실되어 있는 곳에서는 피부를 피부고랑에 비축하지 못하고 헝클어져서 주름이 발생되고 남는 피부는 늘어짐이 된다. 소주름의 바로 아래에서는 유두층이 위축되어 수직으로 뻗은 교원섬유가 없으며(그림1-9), 피부고랑과 같은 피부를 비축하는 기능이 소실되어 있다. 또 유두층이 위축됨에 따라 표피의 영양유지를 맡고 있던 표피 기저세포도 감소하게 되므로 표피가 얇아지게 되고 턴오버도 늦어지기 때문에 잡티 등의 원인이 되기도 한다. 소주름은 표피의 건조, 마찰, 견인, 자외선 등의 외부요인에 의해 발생하는 경우가 많으며, 눈 주위 등 표피가 얇은 곳에 많이 발생하게 된다. 미용피부과에서는 손가락으로 잡아당기면 사라지는 얕은 주름에 대해 표피를 깎는 화학박피술(chemical peeling)로 치료하고 있다(표1-2 참조).

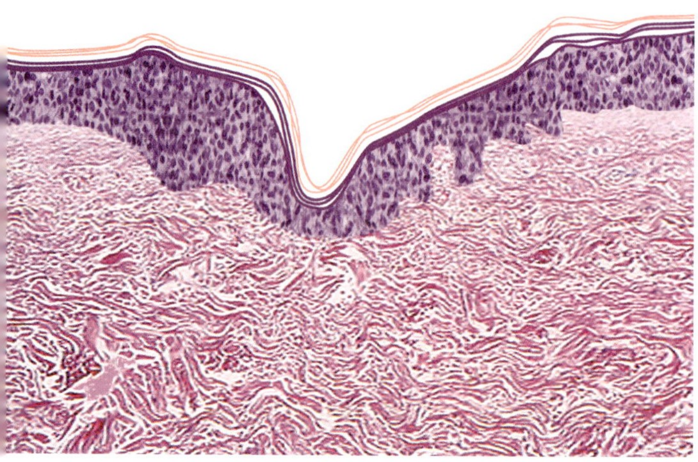

[그림1-8] 소주름의 조직. 유두하층까지 함요가 있으며, 유두층의 요철이 소실되어 있다

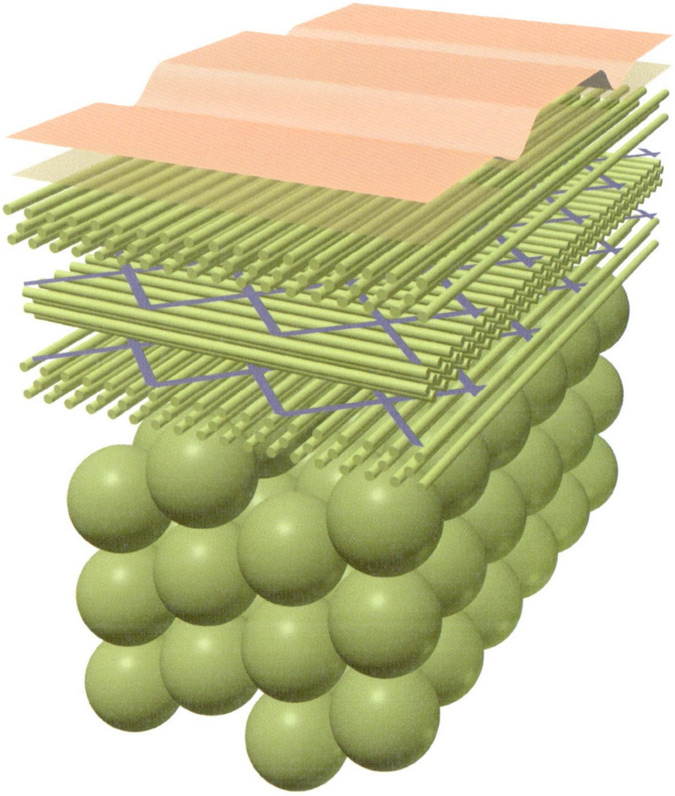

[그림1-9] 소주름의 구조(모식도). 소주름의 바로 아래에는 유두층의 수직으로 뻗은 교원섬유가 없다

3-3. 대주름

대주름은 진피 망상층까지 도달하는 깊은 주름이다(그림1-10). 오랜 세월 부하를 받게 되면 진피 망상층의 기둥역할을 하고 있던 교원섬유의 장력이 저하되고 탄성섬유와 함께 구축하고 있던 탄성구조가 망가져서 조직의 유연성이 떨어지게 되고 섬유주행이 불균일하게 되어 대주름이 발생하게 된다(그림1-11). 카펫을 오래 사용하면 자주 사용하는 곳의 심지가 헝클어져서 표면에도 주름이 생기게 되고, 또 오랫동안 접힌 상태로 있으면 그 부분에 자국이 생기게 되는 것과 같은 원리이다(그림1-12). 대주름은 피부를 잡아당기더라도 사라지지 않는 주름으로 근육의 구축·단축 등의 내적요인으로 발생하는 경우가 많으며, 표정근이나 유지인대의 부착부 등에 발생하기 쉽다. 미용피부과에서는 근수축을 저해하여 근구축을 개선시키는 보톡스 주사나 조직의 용량을 늘리기 위해 히알루론산(hyaluronic acid)을 주사하여 장력을 부분적으로 회복시키는 치료를 실시하고 있다(표1-2).

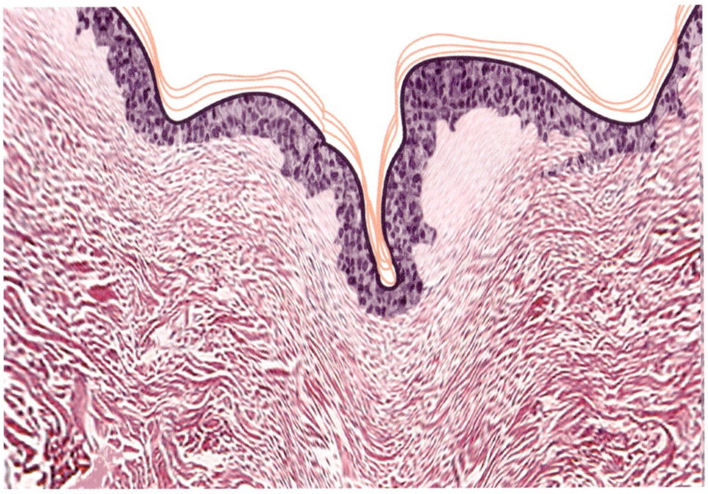

[그림1-10] 대주름의 조직. 망상층에 달하는 함요이다

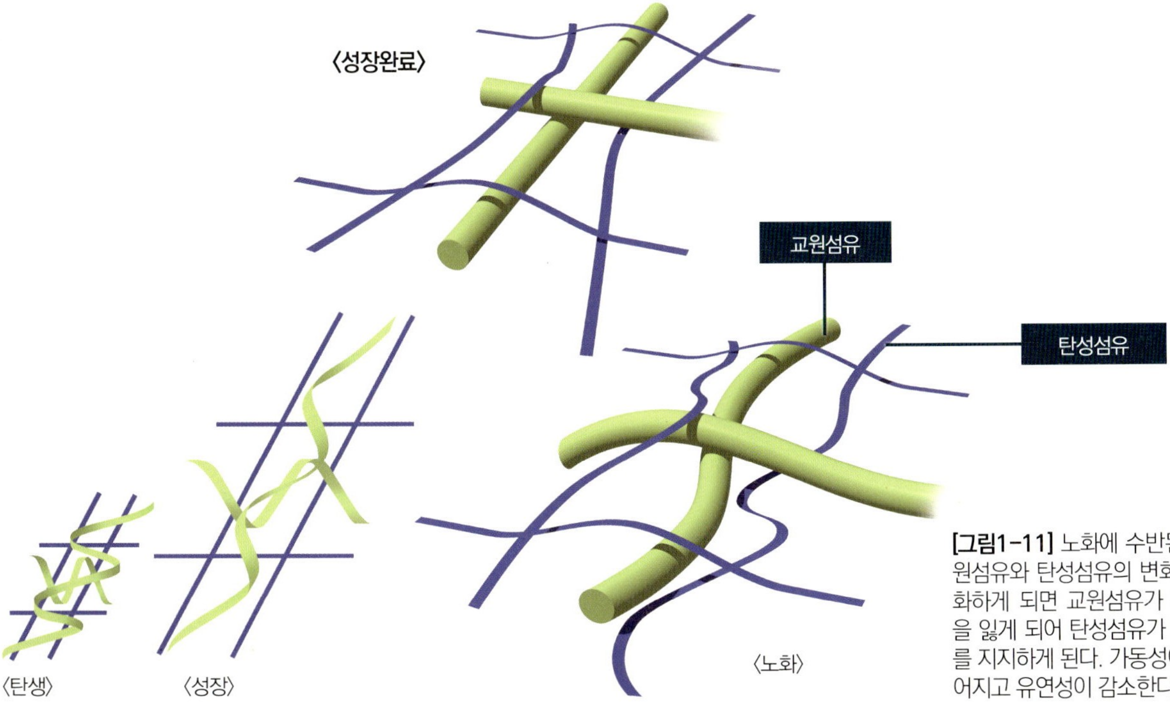

[그림1-11] 노화에 수반된 교원섬유와 탄성섬유의 변화. 노화하게 되면 교원섬유가 장력을 잃게 되어 탄성섬유가 구조를 지지하게 된다. 가동성이 없어지고 유연성이 감소한다

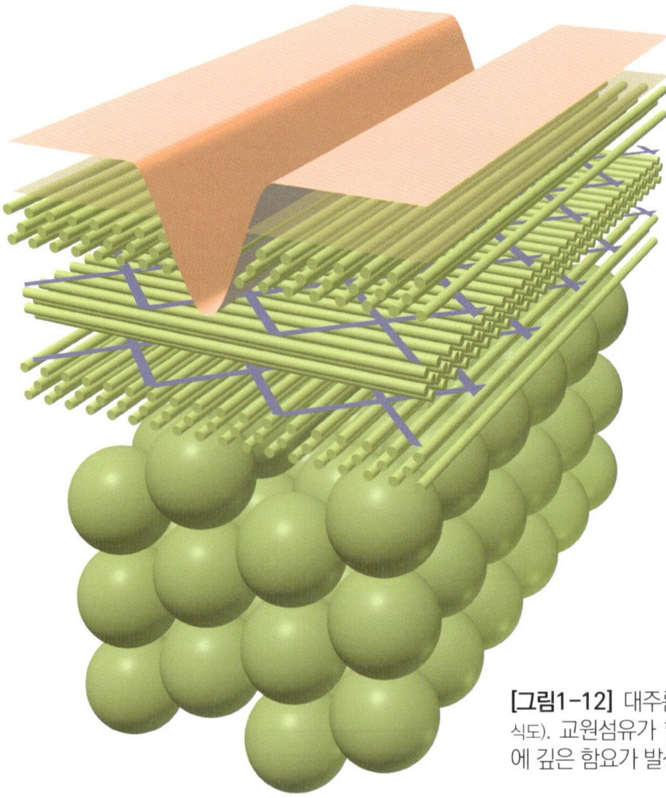

[그림1-12] 대주름의 구조(모식도). 교원섬유가 헐거워진 곳에 깊은 함요가 발생한다

[표1-2] 노화에 수반되는 주름의 분류

	대주름	소주름
특징	피부를 당겨도 사라지지 않는다	피부를 당기면 사라진다
조직	진피 망상층까지	진피 유두층까지
원인	근구축·단축 등 내적요인	표피의 건조, 마찰, 견인, 자외선 등 외적요인
미용피부과의 치료법	보톡스주사·히알루론산주사	화학박피술(Chemical Peeling)

4 거시적 해부·기능으로 본 주름·늘어짐의 원인

노화에 의한 얼굴의 인상을 피부의 노화만으로 설명할 수는 없다. 골격을 토대로 하여 표정근, 신경, 인대, 지방, 근막 등의 여러 요소가 서로 복합적으로 용모에 큰 영향을 미치게 된다. 표피레벨이 원인인 소주름보다도 표정근의 구축이나 단축에 의해 발생되는 대주름이나 지방의 하수下垂에 의한 늘어짐이 노화의 인상에 더 깊이 관여하고 있다. 따라서 이것과 관련되는 다양한 해부기능의 변화를 이해하여 치료를 실시하는 것이 중요하다.

4-1. 표정근과 주름·늘어짐

일반적으로 표정근이 이완되어 주름이나 늘어짐이 발생한다고 여겨진다. 하지만 MRI 상에서 표정근(대협골근Zygomaticus major)이 늘어진 것을 입증할 수 없었다고 하는 보고가 있었고, 보톡스 독소로 표정근을 이완시켜서 주름을 치료할 수 있었다고 보고된 것과 같이 표정근의 수축이나 구축에 의해 발생되는 주름·늘어짐이 많다는 것이 임상적으로 밝혀지고 있다. 또한 표정근의 구축과 단축에 의해 피부가 견인되어 입꼬리나 눈가 등의 위치가 변하면 얼굴의 인상이 변하게 되고 나이가 들었음을 느끼게 하므로 얼굴의 형상변화를 이미지할 수 있도록 해야 한다.

(1) 표정근의 해부와 기능

안면근에는 표정근, 저작근, 상안검거근이 존재해서 음식을 씹거나 표정을 만들어내고 있다(표1-3). 특히 표정근의 긴장도나 형태의 변화는 얼굴의 입체감이나 입꼬리·눈가와 같은 얼굴 여러 부위의 위치를 변화시킨다.

구륜근(Orbicularis oris)은 수축하면 입을 닫거나 돌출시키는 작용을 한다. 구륜근의 입꼬리 부분에는 뺨에서부터 수렴하는 근섬유가 존재하고 두께가 있는 볼굴대(Modiolus)가 형성되어 있다. 볼굴대는 근건筋腱의 결절로 약 1cm의 두께가 있으며 입꼬리 바깥쪽 약 1cm의 위치에 존재하지만 연령, 성, 인종에 따라 형태나 위치에 상당한 차이를 보인다. 구륜근을 중심으로 방사상으로 퍼져나가듯 존재하는 근육들은 바깥쪽의 기시부(origin)가 뼈에 부착하고 있기 때문에(소근Risorius은 제외) 수축하면 구열口裂을 위쪽, 아래쪽, 옆쪽으로 견인할 수 있다(그림1-13~14, 표1-4). 구륜근은 뼈에 대한 직접적인 부착이 없으며 이러한 바깥쪽에 있는 근육의 길이에 따라 형태가 바뀌게 된다.

눈꺼풀을 닫는 안륜근(Orbicularis Oculi)의 안와부(Orbital part)는 눈을 강하게 감는 움직임이 가능한 부위이며, 안검부(Palpebral part)는 눈을 깜빡이거나 잠을 잘 때 가볍게 안열眼裂을 닫는다(그림1-15). 안륜근은 가운데 쪽은 뼈에 부착하고 있지만 바깥쪽은 골부착이 없기 때문에 가운데 쪽으로 당겨지듯이 눈이 감기기 쉽다. 또 추미근(Corrugator supercilii)

[표1-3] 안면근의 분류

근육명	특징	작용	지배신경
표정근군	안면피하에 있으며, 뼈에서 기시하여 피부에 종지한다	눈·코·입·귀 등의 개구부의 개폐를 위해 발달하고, 인간의 경우 표정을 나타내고 대화를 한다	안면신경
상안검거근	안와의 뼈에서 기시하여 상안검의 피부에 종지한다	상안검을 올린다	동안신경
저작근군	두개골에서 기시하여 하악골에 종지한다	주로 하악골을 거상하여 입을 닫으며 이를 꽉 깨문다	삼차신경 (하악신경운동지)

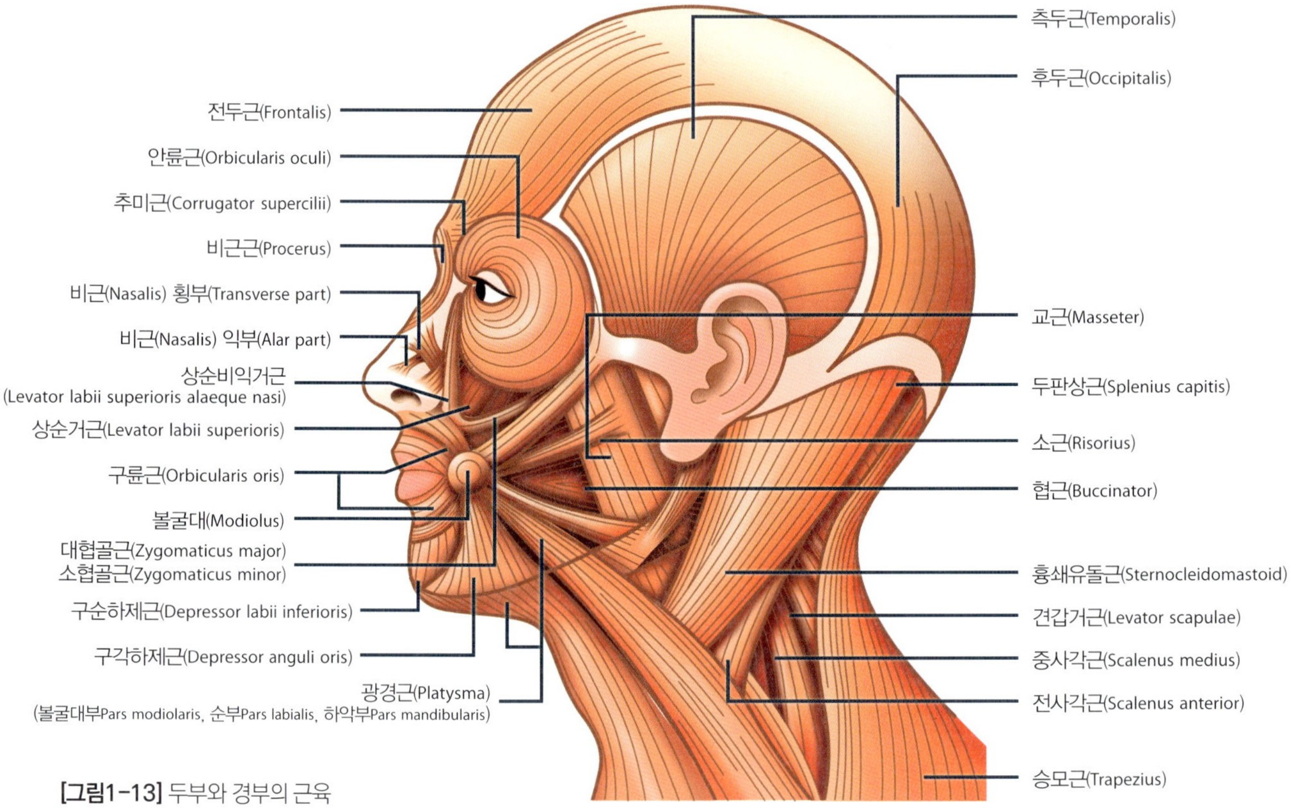

[그림1-13] 두부와 경부의 근육

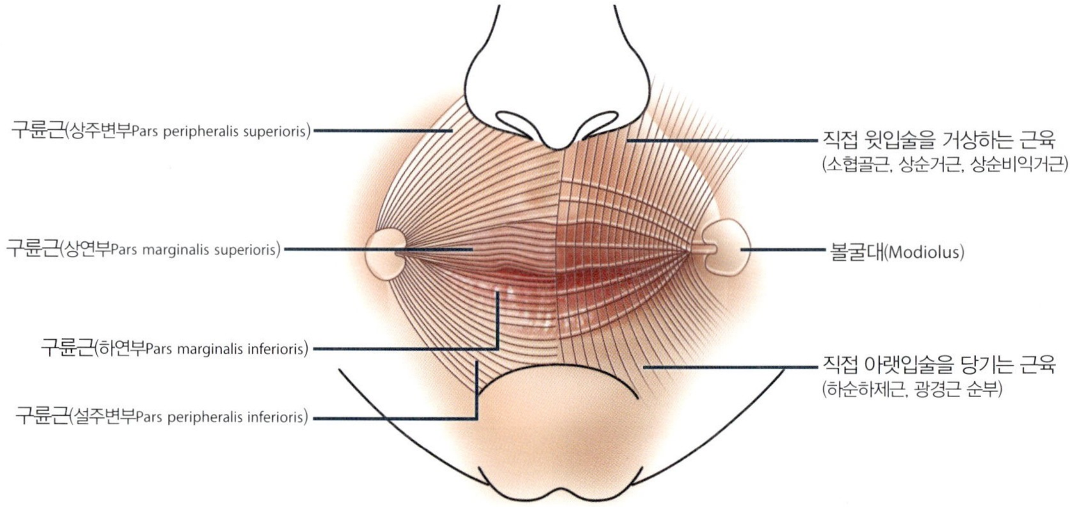

[그림1-14] 구륜근과 구륜근을 견인하는 근육

이 부착되어 있어서 무엇을 보거나 밝은 빛으로부터 눈을 보호하기 위해 공동으로 작용한다.

[표1-4] 근육의 기시와 종지

이마의 근육: 두개표근(Epicranial muscle)

근육명	기시	종지	작용	지배신경
후두전두근 (Occipitofrontalis)	· 후두근 후두골(상정선 외측2/3), 측두골(유양돌기) · 전두근 두개를 덮는 얕은 근막 골성기시 없음 · 정중부섬유: 비근근에 결합 · 중간부섬유: 추미근, 안륜근에 결합 · 측부섬유: 안륜근에 결합	· 후두근 모상건막 · 전두근 모상건막 눈썹의 피부와 코뿌리	· 전두근과 후두근 동시수축 두피거상 후방이동, 눈썹을 올리고 이마에 주름을 만든다 · 전두근의 단독수축 한쪽 눈썹을 올린다	안면신경(Ⅶ) 측두지: 전두근 후이개신경: 후두근
측두두정근 (Temporoparietalis)	· 측두근막	· 모상근막(외측연) 머리 외측에서 조금 높은 곳의 피부와 측두근막에	· 두피를 긴장시킨다 관자 위의 피부를 뒤로 이동, 귓바퀴를 들어올린다 · 후두전두근과의 공동운동으로 눈썹을 올리고, 두 눈 사이를 넓혀서 이마에 주름을 만든다	안면신경(Ⅶ) 측두지

눈꺼풀과 눈썹의 근육

근육명	기시	종지	작용	지배신경
상안검거근 (Levator palpebrae superioris)	· 접형골 소익 · 안와강의 덮개	· 안와격막 · 상안검의 상검판 · 상안검의 피부 · 상직근초	· 상안검을 들어올린다	동안신경(Ⅲ) 상지
안륜근 (세 부분으로 구성) (Orbicularis oculi)	· 안와부 전두골(비부) 상악골(전두돌기) 내측안검인대 · 안검부 내측안검인대 인대의 위와 아래의 전두골 · 누낭부 누골근막 누골(능)	· 안와부 후두전두근 및 추미근과 혼합 눈썹의 피부 · 안검부 외측안검봉선 · 누낭부 안검의 검판(위와 아래) 누낭부의 섬유는 외측안검봉선을 만든다	· 안륜근은 눈의 괄약근 · 안와부 눈을 감는 것은 대부분 상안검을 내리는 것에 의하지만 하안검도 또한 올라가며, 양자는 수의적으로 조절이 가능하다. 윙크할 때는 보다 큰 힘으로 작용한다 · 안검부 눈을 깜빡일 때(방어반사)나 잘 때(수의적) 안검을 닫는다 · 누낭부 안검 및 누소관을 안쪽으로 모으고 안구를 꽉 눌러 눈물이 나게 한다 눈을 깜빡일 때 누낭을 압박한다	안면신경(Ⅶ) 상안검: 측두지 하안검: 협골지
추미근 (Corrugator supercilii)	· 전두골(미궁의 내측단)	· 안와상연중앙 위 눈썹의 피부 (심층면)	눈썹을 끌어내려서 안쪽으로 모은다. 이것에 의해 두 눈 사이 이마에 세로 주름이 만들어진다. 이 동작은 또한 밝은 일광으로부터 눈을 보호한다	안면신경(Ⅶ) 측두지

코의 근육

근육명	기시	종지	작용	지배신경
비근근 (Procerus)	· 비골(콧등, 하방부분) · 비연골(외측방, 상방부분)	· 눈썹 사이의 이마의 하방을 덮는 피부 · 후두전두근과 연결	· 콧마루 위의 피부에 가로주름을 만든다 · 눈썹을 아래쪽으로 끌어내린다	안면신경(Ⅶ) 협근지
비근 (Nasalis)	· 횡부(비공수축근) 상악골 · 비익부(비공확대근) 상악골, 비익연골	· 횡부: 콧마루 위의 건막에서 반대쪽의 근육과 합쳐진다 · 비익부: 비익, 비첨부의 피부	· 횡부: 코의 연골부분을 낮추고 콧방울을 중격 쪽으로 모은다 · 비익부: 콧구멍을 넓힌다	안면신경(Ⅶ) 협근지 협골지

입의 근육

근육명	기시	종지	작용	지배신경
윗입술거근 (Levator labii superioris)	· 안와(하부) · 상악골 · 협골	· 윗입술 · 뼈에 대한 부착 없음	· 윗입술을 들어 올려 앞으로 쑥 내민다	안면신경(Ⅶ) 협근지
윗입술콧망울거근 (Levator labii superioris alaeque nasi)	· 상악골(전두돌기)	· 콧방울 · 윗입술	· 콧구멍을 넓힌다 · 윗입술을 들어올린다	안면신경(Ⅶ) 협근지
구각거근 (Levator anguli oris)	· 상악골(견치와)	· 볼굴대(Modiolus) (공동부착점)	· 입꼬리를 들어올리고, 이것을 통해 웃을 때 이가 밖으로 드러나게 한다	안면신경(Ⅶ) 협근지
대협골근 (Zygomaticus major)	· 협골	· 볼굴대(Modiolus)	· 입꼬리를 바깥쪽, 그리고 위쪽으로 당긴다	안면신경(Ⅶ) 협근지
소협골근 (Zygomaticus minor)	· 협골(협면)의 대협골근 기시보다 안쪽	· 윗입술: 윗입술거근과 혼합. 볼굴대(Modiolus)	· 윗입술을 들어올리고 또 말아올린다. 이것을 통해 치열을 노출시킨다	안면신경(Ⅶ) 협근지
소근(Risorius)	· 교근근막	· 볼굴대(Modiolus)	· 존재할 경우에는 입꼬리를 뒤로 당긴다	안면신경(Ⅶ) 협근지
이근(Mentalis)	· 하악골(절치와)	· 턱의 피부	· 턱 위의 피부에 주름을 만든다 · 아랫입술을 쑥 내밀고 올린다	안면신경(Ⅶ) 하악연지
이횡근 (Transversus menti)	· 턱 측방의 피부에서	· 턱의 피부 반대쪽의 근육과 혼합	· 입꼬리를 끌어내린다 · 턱의 피부를 지탱한다	안면신경(Ⅶ) 하악연지
구각하제근 (Depressor anguli oris)	· 하악골(이결절mental tubercle과 사선)	· 볼굴대(Modiolus)	· 아랫입술을 내리고 입꼬리를 끌어내린다 (아래쪽에서는 광경근과 연속하는 경우가 많다)	안면신경(Ⅶ) 하악연지
아랫입술하제근 (Depressor labii inferioris)	· 하악골(섬유연골결합과 이공 mental foramen의 사이)	· 아랫입술의 피부·점막 · 볼굴대(Modiolus)	· 아랫입술을 아래쪽 또 바깥쪽으로 당긴다 (구륜근 및 반대쪽의 아랫입술하제근과 혼합)	안면신경(Ⅶ) 협근지 하악연지
구륜근 (Orbicularis oris) 부속근 윗입술절치근 아랫입술절치근	· 볼굴대(Modiolus) 뼈에의 결합은 없음	· 볼굴대(Modiolus) · 입술의 결합조직 · 점막아래	· 아래위의 입술을 모아서 닫는다. 아래위의 입술을 앞으로 쑥 내민다 · 아래위의 입술을 이를 향해서 강하게 압박한다	안면신경(Ⅶ) 협근지 하악연지
협근(Buccinator)	· 상악골과 하악골의 사이 (어금니 영역의 치조돌기 alveolar process) · 익돌하악봉선(Pterygomandibular raphe)	· 볼굴대(Modiolus) · 볼과 입술의 점막하조직에	· 볼과 이를 향해 압축한다 · 볼을 부풀게 한 데서 공기를 불어낸다 · 음식물을 섭취·저작할 때 음식물의 통과를 조절한다	안면신경(Ⅶ) 협근지
광경근(Platysma)	· 상부대흉근과 삼각근을 덮는 근막	· 하악골(사선 아래) · 볼굴대(Modiolus) · 아랫입술 및 안면의 피부와 피하조직 · 반대쪽의 근육도 중앙선에서 결합한다	· 아랫입술을 아래쪽 또 뒤쪽으로 끌어내린다. 또 턱을 여는 것을 보조한다 · 경추의 약한 굴곡근 · 쇄골부로부터 피부를 당겨올려서 목의 폭을 두텁게 한다. 깊은 흡기의 보조	안면신경(Ⅶ) 경지

눈꺼풀을 열 때는 상안검거근(Levator palpebrae superioris)이 상안검을 안와 내로 끌어당기듯 상안열上眼裂을 열지만, 전두근도 안륜근에 부착하고 있기 때문에 눈썹과 상안검을 당겨 올려서 안열眼裂을 열 수도 있다. 전두근은 후두근과 함께 전두후두근을 형성한다. 이마는 전두근으로 덮여 있으며, 전두근은 모상건막을 거쳐 후두근으로 이어지고, 후두근은 상항선(Superior nuchal line), 유양돌기(mastoid process)에 부착되어 있다. 전두근은 뼈에 부착되지 않고 비근근·추미근·안륜근에 부착되어 있으며, 단독으로 작용할 경우에는 눈썹을 한쪽으로 올리고 후두근과 함께 작용할 경우에는 눈썹을 올려서 이마에 주름을 만든다.

표정근은 근섬유 직경의 굵기에 기능적 특징이 드러난다. 교근, 측두근, 상완이두근, 전경골근의 직경은 594~723μm^2인데, 이에 비해 표정근 근섬유 직경의 평균은 425μm^2이다. 일반적으로 근섬유의 직경이 굵은 근육은 강한 힘을 발휘하고 가는 근육은 섬세한 운동에 적당하다고 여겨지므로, 표정근은 섬세한 운동이 가능한 것이라 생각할 수 있다. 그중에서도 전두근, 구륜근, 안륜근의 근섬유 직경은 표정근의 평균보다도 가늘어서 표정을 만들거나 대화를 하기 위한 좀 더 섬세한 운동에 적당하다. 또 구열口裂을 확대하는 소근, 상순거근, 하순하제근, 구각하제근의 근섬유직경은 저작근과 사지의 골격근 수치에 가까워서 입술의 견인이나 항중력운동을 위해 큰 힘을 발휘할 수 있는 것이라 생각한다.

안면근의 해부에서는 최근 교과서에 기재되어 있지 않은 새로운 보고도 이루어지고 있다. 안면의 표층에는 안륜근의 주변대帶(m. malaris)라 불리는 얇고 광범한 천층근군이 존재하는데, 천층부는 피부나 볼의 피하지방을 거상하고 심층부는 상순거근군에 합류하여

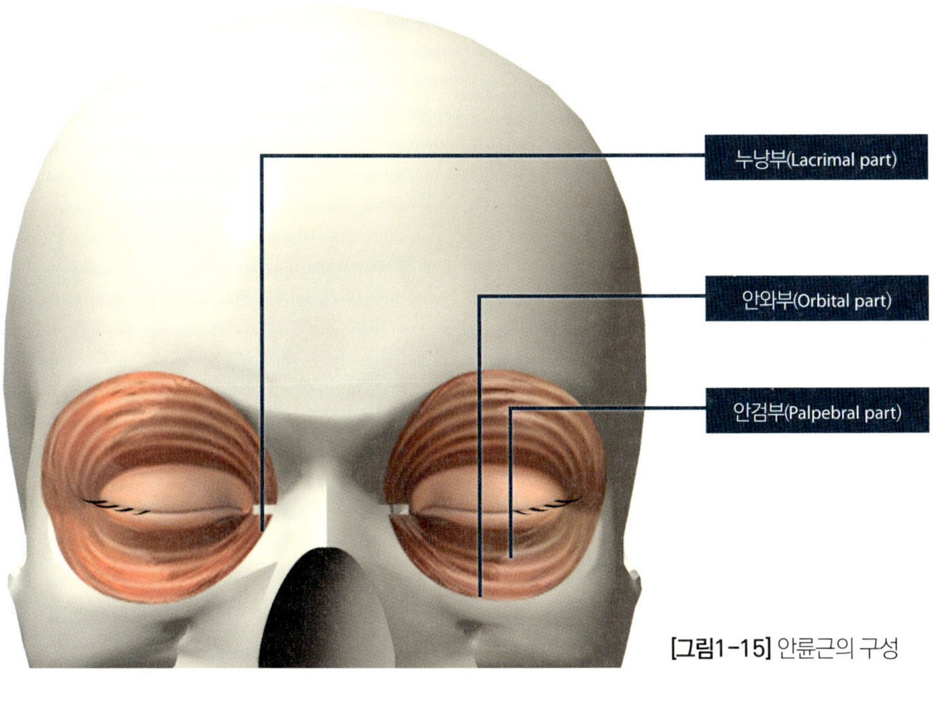

[그림1-15] 안륜근의 구성

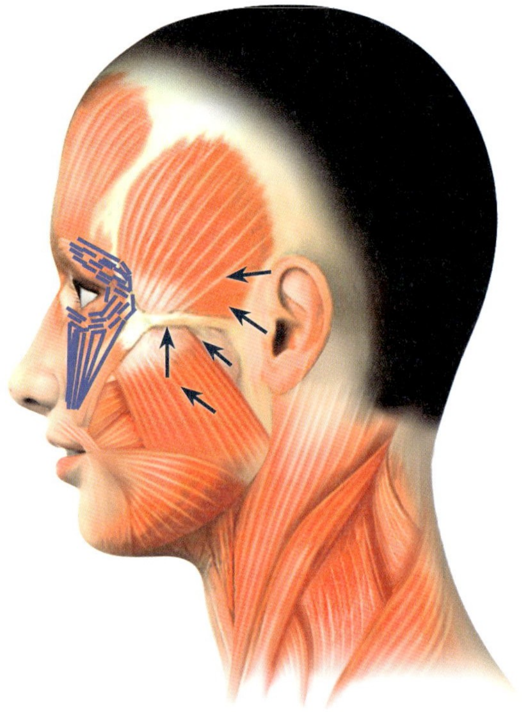

[그림1-16] 안륜근의 주변부(m. malaris)

윗입술의 외반·거상에 관여한다.* 안륜근 주변대의 내측두가 수축하면 혐오의 표정이, 외측두가 수축하면 눈가 주변의 미소 짓는 표정이 표출되는 작용이 있다는 보고가 있다(그림1-16). 또 대·소관골근에 대해서도 두 근육이 명확하게 판별되는 유형과 구별되지 않는 유형이 약 반반이며, 얼굴의 좌우가 다른 유형이 약 8할이었다고 보고되어 있다. 이 두 근육 가운데 어느 것인가가 존재함으로써 대칭적인 표정운동을 보상하고 있을 가능성이 있다고 여겨지고 있다. 그 외에도 소근은 반드시 존재하는 것은 아니며 근소한 섬유밖에 없는 경우나 반대로 폭넓게 부채꼴의 근층을 만드는 경우도 있다는 보고가 있다. 표정근은 변화가 매우 많은 구조일 뿐만 아니라 개인에 따라서 형태나 좌우가 다양하다. 얼굴 전체에서 균형을 잡고 있으면서 동시에 운동을 실시하고, 외형을 가지런하게 유지한다는 점이 참으로 흥미롭게 느껴진다.

* M. malaris는 1958년 헨레(Henle)가 처음으로 명명하였다. 그 뒤 라이톨러(Lightoller), 버킷(Burkitt) 등이 같은 이름을 사용하여 안면표정근의 하나로서 안륜근의 항목에 기입하였다(Pars peripheralis). 영장류의 표정근을 문헌적으로 조사하면 귓바퀴 근방에서부터 눈의 외측을 지나 입꼬리, 윗입술을 향하는 근다발이 인식된다. 루구(Rugu)는 이것을 M. orbito-labialis라 이름 붙여서 관골에서 기시하는 관골근(M. Zygomaticus)과 구별하였고, 고릴라와 침팬지에서는 두 가지가 모두 인식되지만 오랑우탄에서는 Zygomaticus가 없이 Orbito-labialis만 발달되어 인식되었다고 하였다. 존탁(Sonntag)은 안륜근 외측부와 관골근을 명확히 구별하기 어렵다는 점에서 두 가지를 포괄하여 "Zygomatic mass"라 불렀고, 이 가운데 천층(근막기시)과 심층(관골기시)의 근다발이 있다고 기재하였다. 이 천층, 심층의 이중구조는 사람에게도 존속하고 있다고 여겨지는데, 곧 천층의 성분이 M. malaris라고 할 수 있다.

SMAS를 생각할 때 협부지방층 내에서 제1섬유성막구조의 존재를 생각한다고 하면 그것은 M. malaris를 지칭하고 있을 가능성이 매우 높다. 또 귓바퀴는 본래 그것을 움직이는 이개근(Auricularis)이 부착하는 부위인데, 사람에서는 그 기능이 흔적으로 남긴 하였으나 이개근이나 측두두정근은 해부학적으로 지금도 인식되며 후두전두근, 모상건막과 합하여 두개표근군이라는 개념에 포함되어 있다. M. malaris 외측두는 그 층의 동일성으로부터 광의적으로 두개표근군에 포함해도 좋을 것으로 사료된다. 우리들은 "SMAS란 M. malaris를 포함한 가장 얕은 층에 있는 표정근의 층이며, 관자부에서는 흔적으로 남아 있는 이개근군을 포함하는 것"이라 생각한다. 또 그 유래가 두개표근과 같은 층의 레벨인 것에서 "두개표근층이 안륜근을 거쳐 안면에 연장하고 있는 부분"이라는 해석도 가능하다고 생각한다. (柏谷元, 相澤幸夫, 人見次郎, 小林誠一郎, 〈안면표정근에 있어서 M. malaris의 해부(顔面表情筋におけるM.malarisの解剖)〉, 임상해부연구회기록(9):52-53, 2008, 발췌)

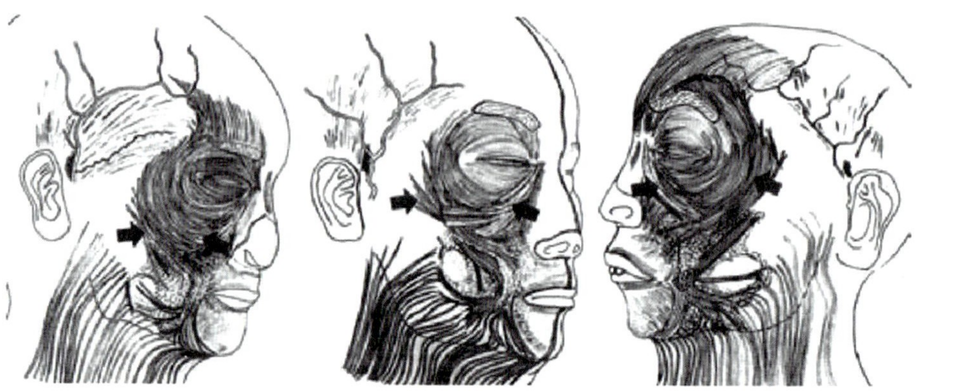

(2) 표정근과 관계된 주름·늘어짐의 발생

주로 표정근이 원인이 되는 주름이나 늘어짐은 항중력근의 근력저하를 보충하기 위해 중력에 거스를 필요가 없는 근육이 보상운동을 하여 표정을 만들거나 하는 것을 발단으로 한다. 주름은 근육의 구축·단축·가동역 제한 등에 따라 기시·종지부나 지지인대의 부위에 발생하는 경우가 많다(그림1-17). 늘어짐은 근육이 단축됨에 따라 표면의 피부가 남게 되어 발생하지만 항중력근의 근력저하에 의해 지방이 하수下垂되어 발생하는 경우도 있다. 입 주변과 눈 주변에서 주름이나 늘어짐이 발생하는 과정이 다르기 때문에 원인을 판별하기 위해서라도 부위별로 나누어 이해할 필요가 있다.

▲ 중안면·하안면의 주름·늘어짐 발생원인

입을 다물 때에는 구륜근이 신전되고 근력도 저하되어 있는 탓에 사용하기 쉬운 상하연부(Pars marginalis superioris·inferioris)의 표층 근육을 사용하여 입술을 다물기 때문에 입술에 세로주름(Radial line)을 새기게 된다. 또 구륜근의 근력을 보상하기 위해 이근(Mentalis)이 과도하게 사용되므로 턱에 호두와 같은 울퉁불퉁한 모양(pebbly chin)을 만들게 된다.

반대로 입을 벌릴 때에는 항중력근인 상순거근군(①상순거근 ②대·소관골근·구각거근)의 근력저하가 발생하면 입꼬리를 가로로 넓히거나 내리거나 하는 근육(③협근·소근 ④구각·구순하제근 ⑤광경근 등)이 보상운동을 하게 된다. 이러한 근육은 비순구(A)를 형성하는 구륜근이나 볼굴대에 부착하고 인대(B)로 고정된다(그림1-18). '에, '이'를 발음할 때 바깥쪽으로 근육이 수축하면 인대(B:받침점)를 버팀목으로 하여 비순구(A:힘점)가 뼈에 부착된 쪽으로 움직여서 그 장소에 주름이 생기고 그 사이에 늘어짐(C:작용점)이 발생한다. 근육이 구축하고 근육의 부착부에 탄력성이 없어지게 되면 대주름이 발생하여 팔자주름이나 마리오네트라인(Marionette line)이 된다. 구륜근은 신전된 상태를 강요받게 되고 볼굴대가 내려가므로 입꼬리에 늘어짐이 발생한다. 이와 같은 입가에서의 가로 방향이나 아래 방향으로 이루어지는 운동은 볼 상부의 피부·안륜근·표층근·유지인대·지방을 끌어내려서 비협구(Nasojugal groove)를 만든다(비협구는 검협구·인디언라인·눈물고랑·Mid cheek line이라고도 불린다). 인대는 단단하고 당기더라도 그 장소에 머무르려는 힘을 발휘하기 때문에 함요를 일으키게 되고, 이 피부표면의 요철감이 나이가 들었음을 실감하게 한다.

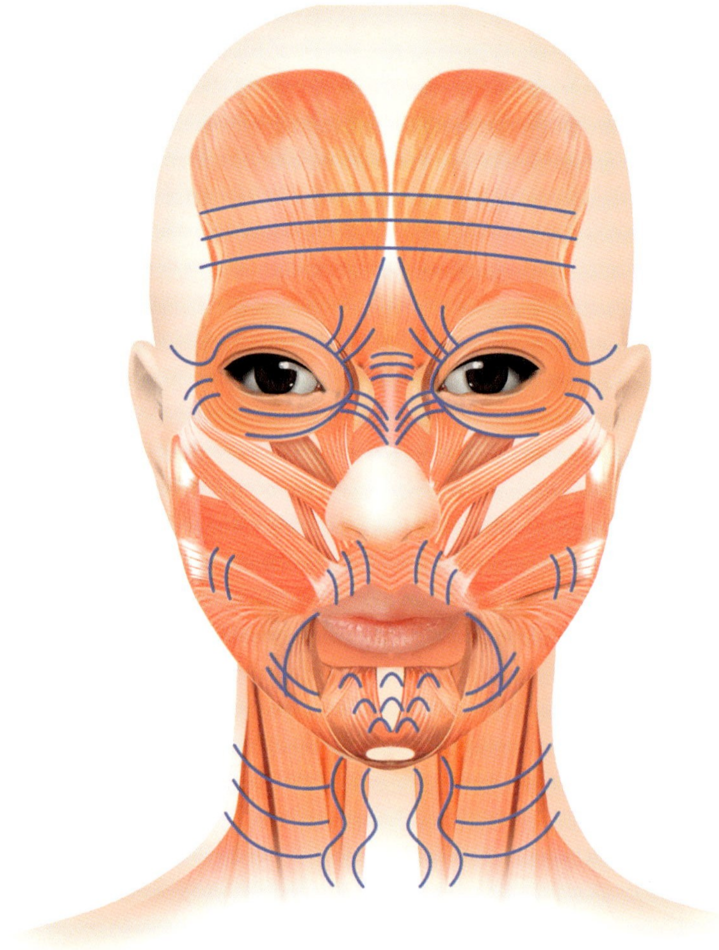

[그림1-17] 표정근과 대주름

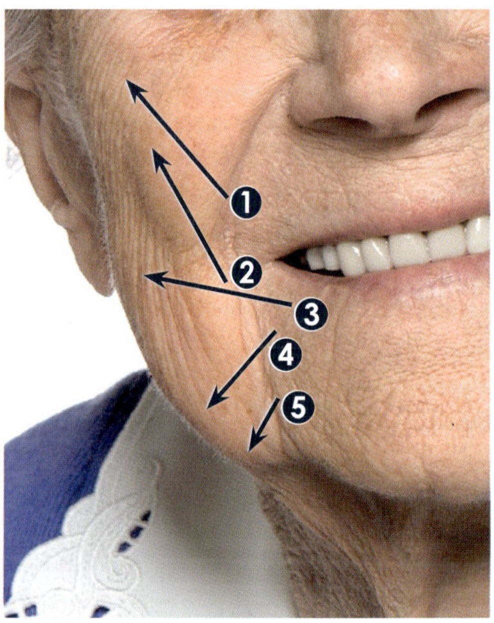

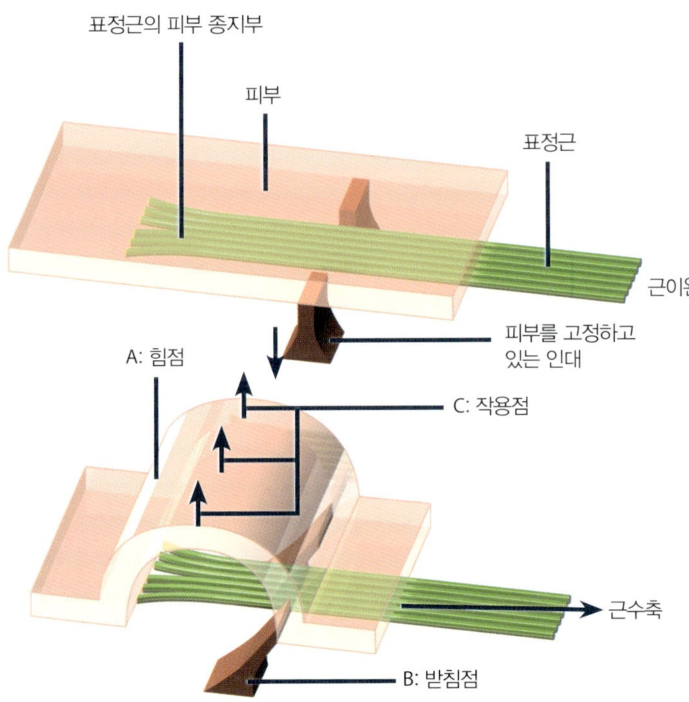

A: 힘점에 생기는 주름, 고랑(groove)
B: 받침점에 생기는 주름, 고랑
C: 작용점(작용영역)에 생기는 늘어짐

[그림1-18] 개구開口에 따른 주름·늘어짐의 발생기전

▲ 상안면의 주름·늘어짐 발생원인

눈꺼풀을 열 때, ①상안검거근의 근력저하나 안검거근건막의 기능저하가 있으면 ②전두근에 의해 눈썹이 당겨 올려져서 이마에 주름이 생기게 되고, ③상안검구(Superior palpebral sulcus)의 피부가 밖으로 밀려나와서 늘어짐이 발생하거나 삼중·사중과 같은 다중 안검이 된다(그림1-19). 안검거근건막의 검판부착부의 신전에 의해 거근 전체가 안와 안으로 후퇴하고 그것에 부착하는 안구를 보호하는 안와지방도 후퇴하기 때문에 ④눈 위는 움푹 들어가고 안와내압이 높아짐에 따라 하안와격막(inferior orbital septum)이 밀려나오게 된다. 하안와격막이나 안륜근하부의 근력저하에 의해 하안검조직이 취약해지면 지방의 압력을 억제하지 못하고 돌출·하수下垂하기 때문에 ⑤지방형 눈 밑 주름(Baddy eyelid)이 발생한다. 노화에 따른 안와의 골위축도 이 상황을 조장한다. ②전두근의 수축 때문에 눈썹과 눈 사이의 피부는 위로 견인되어 신전되고, 이완되었을 때에는 눈썹처짐이나 안검피부의 늘어짐, 근의 구축에 의해 눈의 안쪽이나 코뿌리의 주름·눈가의 주름(까마귀발주름)이 발생하기 쉬워진다(27쪽 그림1-17 참조).

눈을 감을 때, 노안이 되어서 무의식적으로 눈을 가늘게 뜨고 보는 습관이 생기면 하안검의 안륜근(안와부·안검부)은 중력에 저항하여 움직이는 근력이 거의 없기 때문에 추미근이나 비근근, 미모하제근, 상안검의 안륜근을 보상적으로 운동하게 되고, 이에 따라 미간·코뿌리·눈의 안쪽에 주름이 발생하게 된다(그림1-19). 하안검의 안륜근 안검부는 근력이 있고 장력이 있는 경우에는 와잠(eye bags)을 형성하여 안와부와의 경계에 있는 인대의 선을 그 아래에 숨긴다. 하지만 이와 같은 습관이 계속되면 하안검의 안륜근은 중력에 저항하여 운동하지 못하고 근육이 중력 방향으로 견인된 탓에 얇아지고 탄력이 없어지는데, 이리하여 안륜근이 넓어지게 되면 인대의 선은 주름, 안와부의 하연은 비협구로 인식된다(그림1-20). 눈 아래의 피부는 얼굴 가운데 가장 얇다. 그렇기 때문에 나아가 눈을 비비는 습관까지 가지고 있으면 피부가 신전되고 피부결이 없어져서 잔주름이 되기 쉬우며 다크서클이나 잡티의 원인이 되기도 한다.

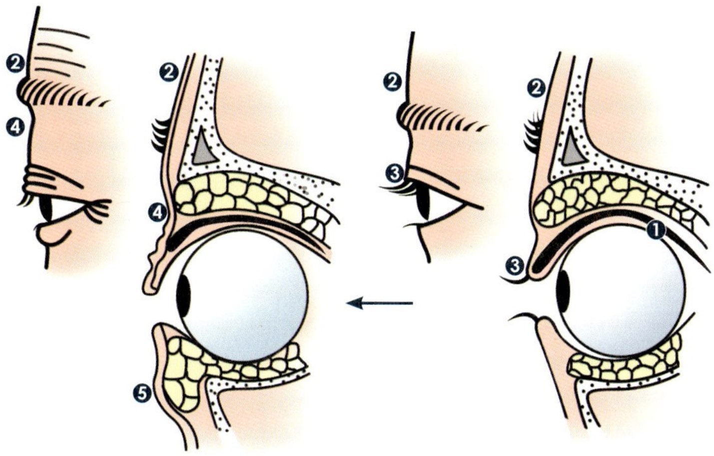

[그림1-19] 개안과 관련된 주름·늘어짐의 발생기전

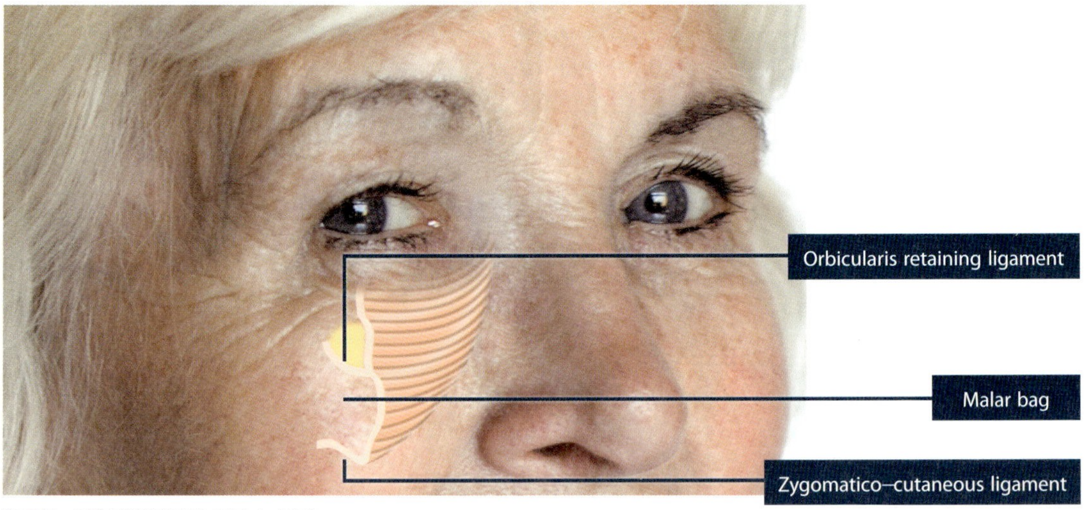

[그림1-20] 하안륜근과 주름·늘어짐

4-2. 안면신경과 관계된 주름·늘어짐의 발생

표정근의 지배신경은 뇌신경인 안면신경이다. 안면신경의 가지는 원위부로 갈수록 세세하게 분기되어 있으며 20개 정도의 표정근을 중복지배하고 있다. 하안륜근은 협골지, 상안륜근은 전두근·추미근 등과 같이 측두지의 지배를 받고 있다. 같은 근육이라 하더라도 지배신경 가지가 다른 경우가 있으며, 이러한 신경지배를 통해 수의적 및 불수의적으로 미묘한 표정을 만들어내고 있다고 생각된다. 대부분의 사람들에서 좌우 가운데 표정의 우위를 보이는 쪽이 있기 때문에 윙크를 하기 힘든 쪽이 있다. 윙크로 감기 쉬운 쪽이 우위인 쪽이며, 윙크하는 쪽의 안륜근과 구륜근이 수축함과 동시에 반대쪽의 전두근이 안검을 끌어올리고 안륜근의 수축을 억제하여 안열眼裂을 넓히게 된다. 일반적으로 안면의 인식은 우대뇌반구가 우위라고 여겨지며, 안면근에 관해서도 우대뇌반구가 우위라 여겨지고 있다.

현미경적인 관찰에서 안면신경은 척수신경과 같은 섬유다발구조가 결핍되어 있으며 4000개 정도의 신경섬유가 조밀하게 인접해 있다(그림1-21). 그렇기 때문에 염증을 일으킬 경우에 신경섬유 사이에 접촉전도가 발생하기 쉬운 구조로 이루어져 있으며 안면신경마비에서 신경이 재생될 때 나타나는 병적공동운동의 원인이 된다. 안면신경의 슬신경절(geniculate ganglion)로부터 표정근까지의 거리는 90mm이며, 1일 1mm의 속도로 재생되기 때문에 3~4개월이면 재생되어 표정근에 도달한다.

노화에 따라 안면신경의 신경섬유 총수는 다른 뇌신경이나 척수신경과 마찬가지로 감소하는 경향을 보인다. 신경의 감소가 표정근의 운동부족이나 근력저하의 원인이 되고 있을 가능성이 있으며, 이것은 주름이나 늘어짐 형성의 한 요인이 된다고 생각한다. 또한 표정근의 트레이닝을 실시할 때는 안면신경의 특징을 잘 고려하여 지도할 필요가 있다(그림1-22).

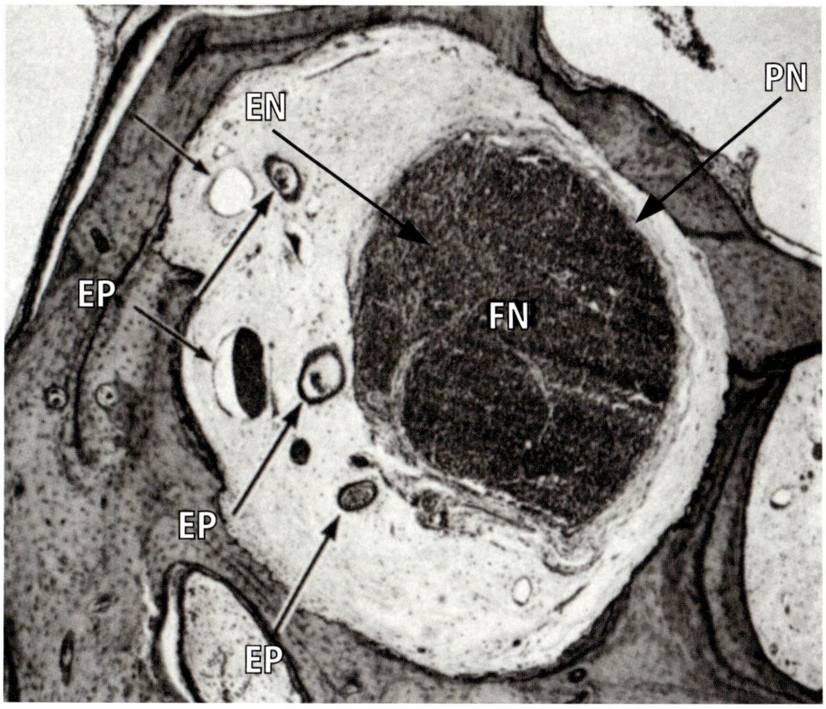

[그림1-21] 안면신경줄기의 횡단면. 신경섬유(FN)가 신경내막(EN), 신경주막(PN), 신경외막(EP)으로 둘러싸여 있으며 사지신경과 같이 신경다발구조가 없다

(栢森良二 저, 《안면신경마비의 재활치료(顔面神經麻痺のリハビリテーション)》, 醫齒藥出版, p29에서 참조)

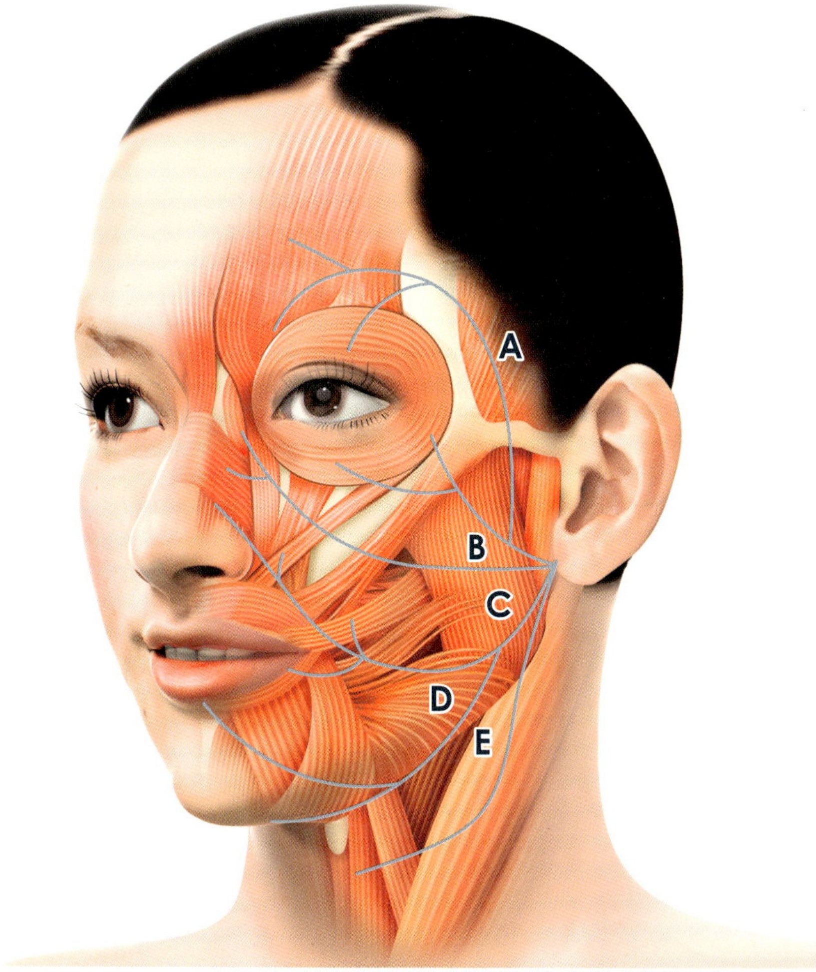

[그림1-22] 안면신경의 주행과 표정근의 지배

A. 측두지(Temporal branches)

B. 협골지(Zygomatic branches)

C. 협근지(Buccal branches)

D. 하악연지(Marginal mandibular branches)

E. 경지(Cervical branches)

4-3. 지방과 관계된 주름·늘어짐의 발생

뺨 상부의 천협지방(그림1-23의 a, malar-fat-pad라 표기되는 경우가 많다)은 안면최표층근막(이하 M. malaris)에 의해 거상된다. 천협지방은 안륜근과 측두근근막에도 부착하고 있으며 하안륜근이 항중력 상태에서 운동할 수 없는 가운데, 입꼬리를 가로로 넓히거나 내리는 근육에 의해 끌려 내려오게 된다. 하수下垂된 지방조직은 비순구에서 저지되기 때문에 팔자주름의 늘어짐으로 되고, 볼 전체나 페이스라인에도 영향을 미쳐서 중안면이 늘어난 인상을 주기도 한다. 팔자주름선 주변의 근구축이 해소되었더라도 늘어짐이 남아 있으면 주름으로 인식되기도 한다. 하안면이 불독의 축 처진 볼처럼 늘어지는 것을 Jowl 변형이라 부르는데, 뺨 하부의 지방인 광경근전지방(그림1-23의 b, Pre-platysmal fat)이 하수되고 구각하제근(또는 유지인대)에서 저지되어 늘어짐이 발생하는 것이다. Jowl 변형에는 심부에 존재하는 협지방체(Buccal fat pad)가 관여하고 있다는 보고도 있다.

눈 아래의 늘어짐은 천협지방이 아닌 안와지방(Sub-orbicularis oculi fat: SOOF)의 탈출이 원인이 되어 발생한다(그림1-23-2). 안륜근 안검부는 피하직하에 존재하고 피하지방이 거의 없기 때문이다. 안와지방의 돌출은 천협지방의 위축이나 하수下垂에 의해 더욱 눈에 띄게 되고 이러한 지방조직이 만들어내는 볼이나 페이스라인의 요철이 특히 중·하안면의 노화를 실감하게 하는 것이다.

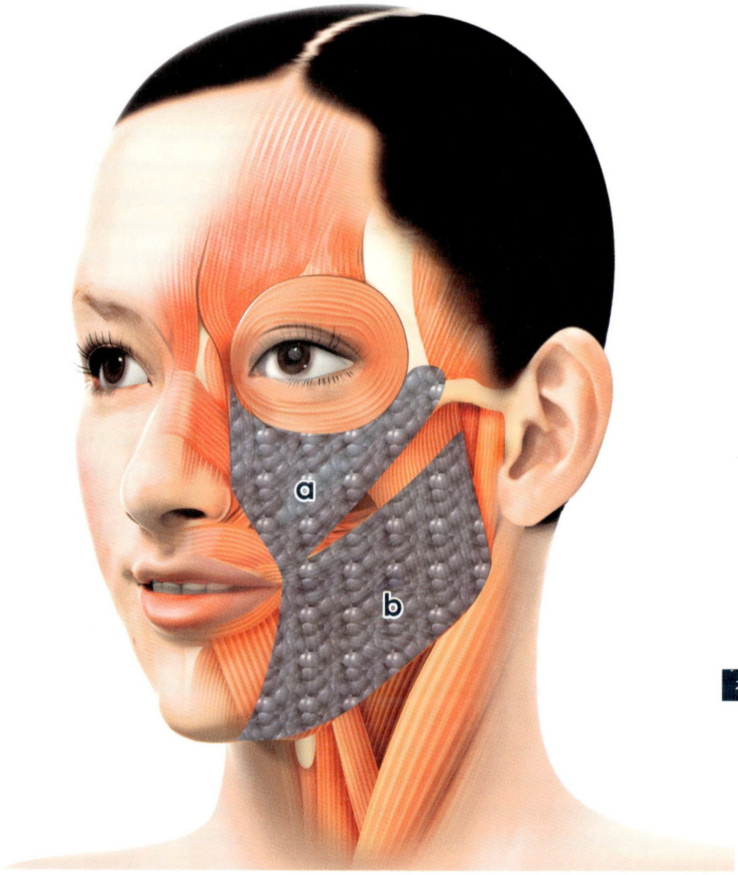

[그림1-23-1] 근육과 지방의 위치. 천협지방은 a부분이고 광경근전지방은 b부분이다. 안륜근 안검부에는 피하지방이 거의 존재하지 않는다

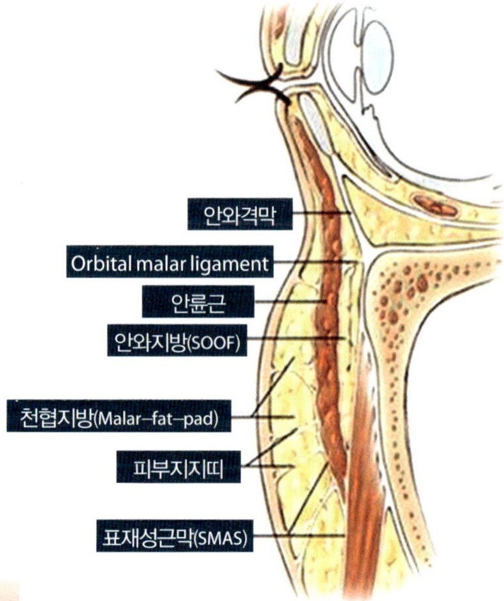

[그림1-23-2] 눈 주위의 지방

4-4. 표재성근막(SMAS)과 관계된 주름·늘어짐의 발생

표재성근막(Superficial Musculo-Aponeurotic System: SMAS)은 1976년 미츠(Mits) 등이 전두근과 후두근을 중개하는 모상건막(Galea aponeurotica), 측두두정건막(Temporoparietal fascia), 표정근이 일련의 구조로 되어 있음을 발견한 것이다(그림1-24). 근막은 'fascia'를 번역한 것으로 근육을 싸는 막이라 생각하기 쉽지만 실제 근막이 싸고 있는 것은 근육만이라고는 할 수 없다. 피부나 천층의 피하지방조직은 SMAS와 표정근에 강하게 부착하고 있는 구조로 이루어져 있지만, 심층부의 근막은 SMAS·표정근 및 심부의 뼈나 근육과 느슨하게 연결되어 있으며 지방조직의 사이에 혈관이나 신경을 통과시키고 있다. 근막은 이와 같은 구조로 바깥쪽에서 몸 전체를 덮고 있으며 체내에서는 내장, 혈관·신경 등을 감싸고 그 형태나 위치를 유지하는 기능을 수행하고 있다.

근막에는 완만하게 외력을 가하면 가소성을 발휘하여 변형되는 성질이 있다. 예컨대 비닐봉지를 천천히 늘이면 늘어난 채 원래의 상태로 돌아가지 않는 것과 같다. 새우등(round back) 자세 등에서 턱을 드는 자세를 오래 지속하면 안면의 SMAS는 외하방으로 넓어지는 스트레스를 계속해서 받게 된다. 그러면 SMAS는 가소성을 발휘하여 서서히 형태가 변하게 되고 부착되어 있는 피부, 지방, 표정근, 유지인대 등도 변형된 상태가 되어 늘어짐이나 주름을 발생시킨다고 생각할 수 있다.

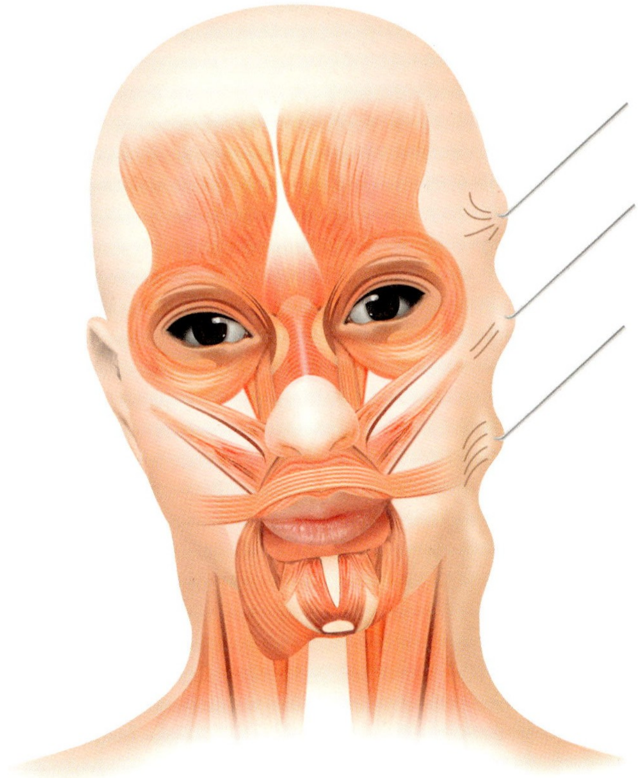

[그림1-24] SMAS의 구조. 표정근은 근막과 일련의 구조로 되어 있기 때문에 근막을 사용한 리프트업이 가능하다

4-5. 유지인대와 관계된 주름·늘어짐의 발생

유지인대(Retaining ligament)는 안면의 피하지방과 피부를 심부조직인 이하선이나 교근, 측두근, 안면골(facial bone) 등에 견고하게 연결시키는 기능을 수행하고 있다. 노화에 따라 피부가 느슨해지고 지방의 하수가 발생하지만 심부조직에 고정된 인대 부분은 이동이 적다. 그렇기 때문에 유지인대 부착부는 움푹 패거나 고랑(groove)·주름이 되며, 인접한 피부나 지방은 부풀어 올라서 늘어짐이 된다(표1-5, 그림1-25). 협골인대(zygomatic ligament)의 하부에는 대·소협골근, 상순거근 등의 기시부가 존재하고 상부에는 안륜근, M.malaris, 천협지방이 존재하기 때문에 스트레스를 받기 쉬우며, 근육의 구축이나 압통을 확인하기 쉬운 장소이다.

[표1-5] 유지인대의 부위와 주름·늘어짐

	인대명	고정 부위	주름 · 늘어짐
①	Parotid cutaneous ligament	귀 앞의 피부: 이하선근막	-
②	Masseteric ligament	교근전연의 근막: 하악골상지와 체부외측	볼의 움푹함·주름·홀쭉함·늘어짐
③	Mandibular ligament	하악의 피부: 하악골 체부전방	Jowl(마리오네트라인, 불독과 같은 늘어짐)
④	Zygomatic ligament	협부의 피부: 협골 체부전면	Mid-cheek groove(인디언라인)
⑤	Orbicularis retaining ligament	눈아래의 피부(안륜근안검부하연): 안와하연	눈아래의 주름·늘어짐
⑥	Zygomatico cutaneous ligament	눈아래의 피부(안륜근안와부하연): 안와하연	Naso-jugal groove (비협구:눈 안쪽의 움푹한 곳. Mid-cheek groove로 이어지기도 한다)

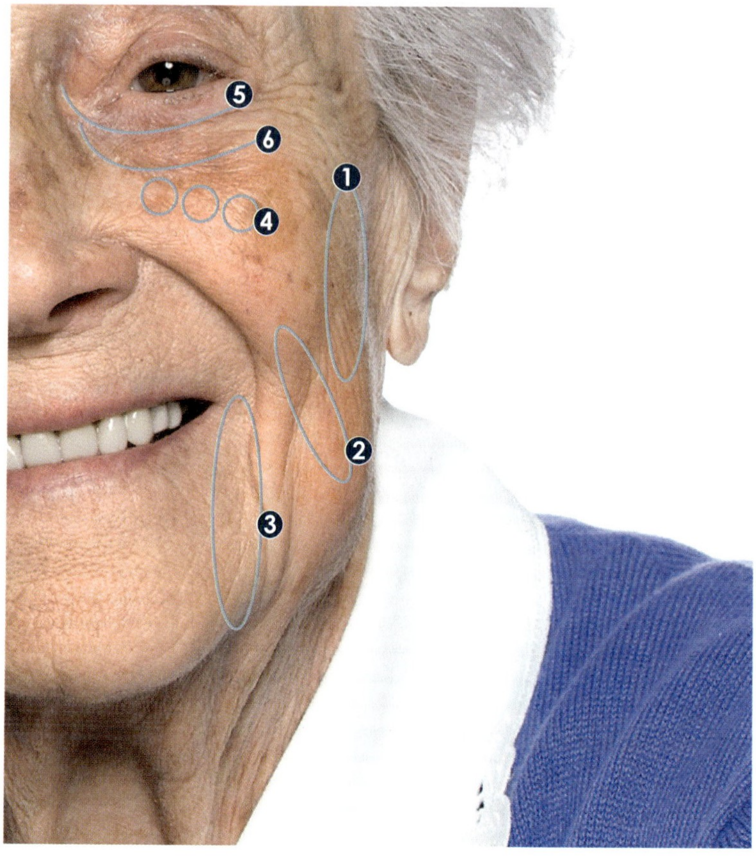

[그림1-25] 유지인대와 주름·늘어짐

4-6. 골격과 관계된 주름·늘어짐의 발생

안면의 골격은 램브로(Lambros)의 이론에서도 노화와 함께 중안면의 골격이 시계視界 주위를 회전한다고 설명되어 있다. 안와상연과 전두골은 전방으로 이동하고 안와하연과 협골체부는 후퇴한다. 안와도 얕아지게 되며 안와하연은 바깥쪽을 향해서 확대된다. 이와 같은 골격변화로 하안검의 지방이 탈출하기 쉽게 되어 늘어짐이 발생하기 쉬워진다.

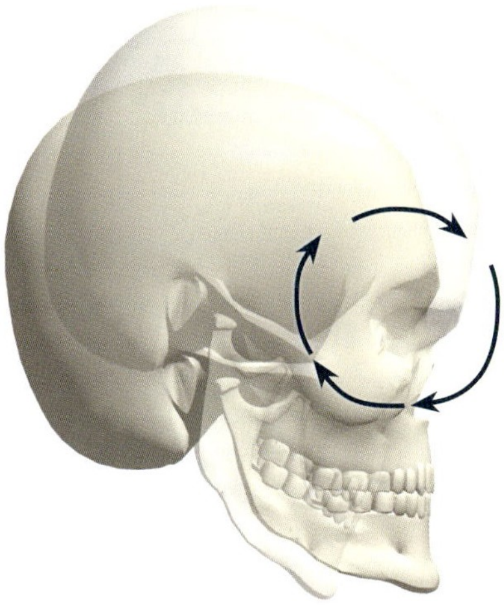

[그림1-26] 램브로의 이론

4-7. 혀와 관계된 주름·늘어짐의 발생

혀의 대부분은 근육으로 이루어져 있으며, 혀의 외재근(extrinsic muscle)은 두개골 또는 설골에서 일어나서 혀에서 끝난다. 혀의 바른 위치는 혀끝이 위턱 앞니 뒤쪽의 잇몸, 혀의 중앙이 상구개 천정으로 당겨 올려진 위치이며(그림1-27), 그 위치가 내려가면 혀 전체가 내려가서 턱 아래에 늘어짐이 발생한다. 혀가 내려가면 연하할 때 구강 내 압력을 높이기 때문에 이근, 협근, 구각하제근, 구륜근이 불필요하게 작동하게 된다. 혀는 표정근의 내근(inner muscle)이라 볼 수 있어서 혀의 근력뿐 아니라 협조성이나 정교함과 치밀함이 떨어질 경우에 외근(outer muscle)인 표정근의 보상운동이 일어나기 쉬운 것이라 생각할 수 있다. 연하는 수면 중을 포함하여 하루 약 2000회나 이루어지기 때문에 근육이 구축되어 마리오네트라인이나 턱끝의 호두주름(Pebbly chin)이 발생하기 쉽게 된다. 설소대(frenulum linguae)의 단축, 편도나 아데노이드의 비대, 설비대, 상구개 천정이 높아지거나 함에 따라 혀를 바른 위치로 올릴 수 없는 경우도 있으므로 주의가 필요하다.

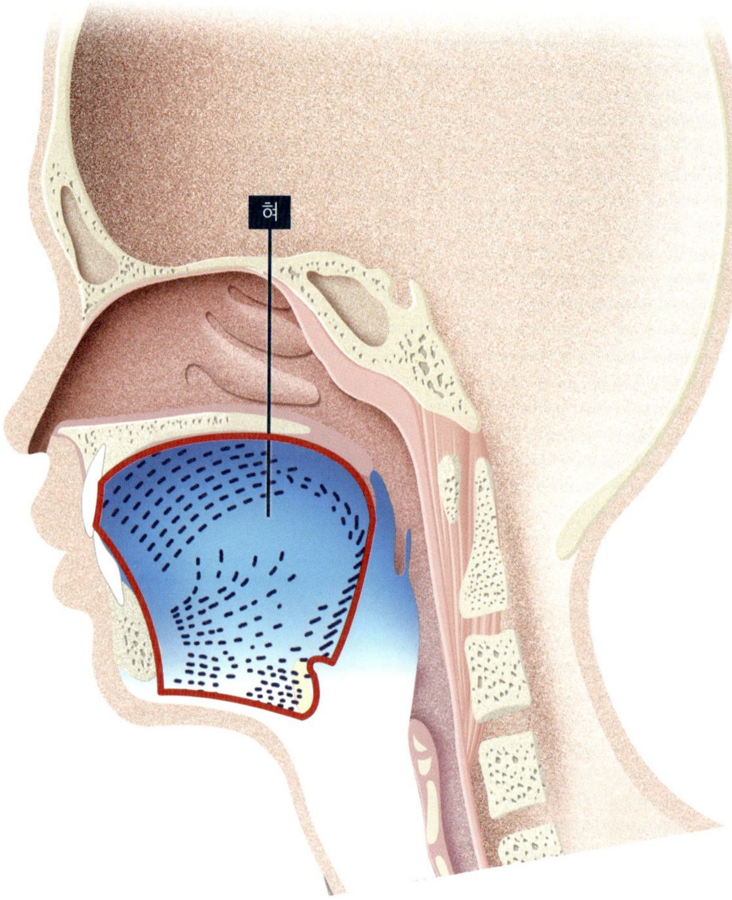

[그림1-27] 혀의 바른 위치

4-8. 고랑·융기와 관계된 주름·늘어짐의 발생

주름·늘어짐과 혼합되기 쉬운 것에 고랑(sulcus)·융기(protuberance)가 있다(그림1-28). 고랑은 비순구(nasolabial sulcus)로 대표되는 것처럼 특정 부위에 신생아 때부터 이미 존재하고 있다. 고랑과 융기 가운데 노화에 따라 대조적으로 나타나는 것은 윗입술에 있는 인중구와 양 옆의 융기, 입술의 외반과 관계된 비순구이다. 윗입술의 고랑과 융기가 뚜렷하다면 젊은 인상을 주게 되는데, 이것들은 입을 열기 위한 여분의 피부를 수납하는 장소이다. 항중력 하에서 구열口裂을 위쪽으로 열 수 없어서 가로로 당겨서 열게 되면 윗입술의 고랑과 융기로부터 피부가 밖으로 밀려나와서 늘어짐이 발생하게 된다. 늘어진 여분의 피부는 비순구에 겹쳐져서 팔자주름선의 주름으로 인식된다. 아무래도 주름과 늘어짐에 눈길이 가기 쉬운데, 그 장소의 피부를 젊었을 때의 위치로 되돌릴 필요가 있을 것이다.

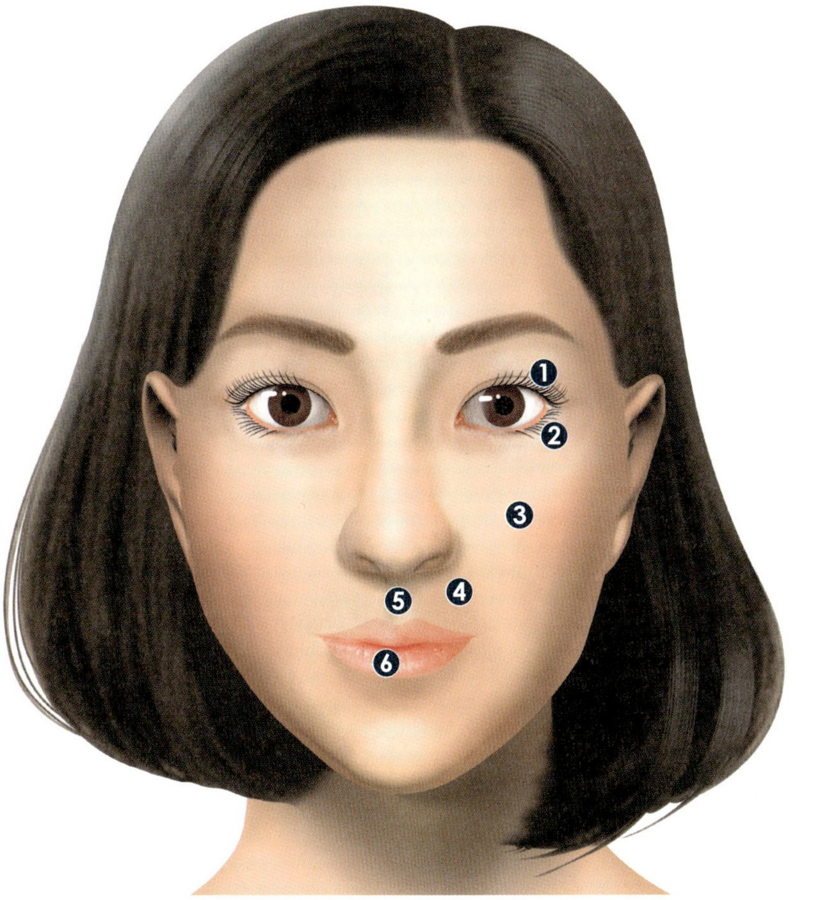

고랑·융기

❶ 상안검구(눈꺼풀)
❷ 와잠(애교살)
❸ 볼의 솟아 있는 부분
❹ 인중 양 옆의 융기
❺ 인중
❻ 입술의 젖혀짐

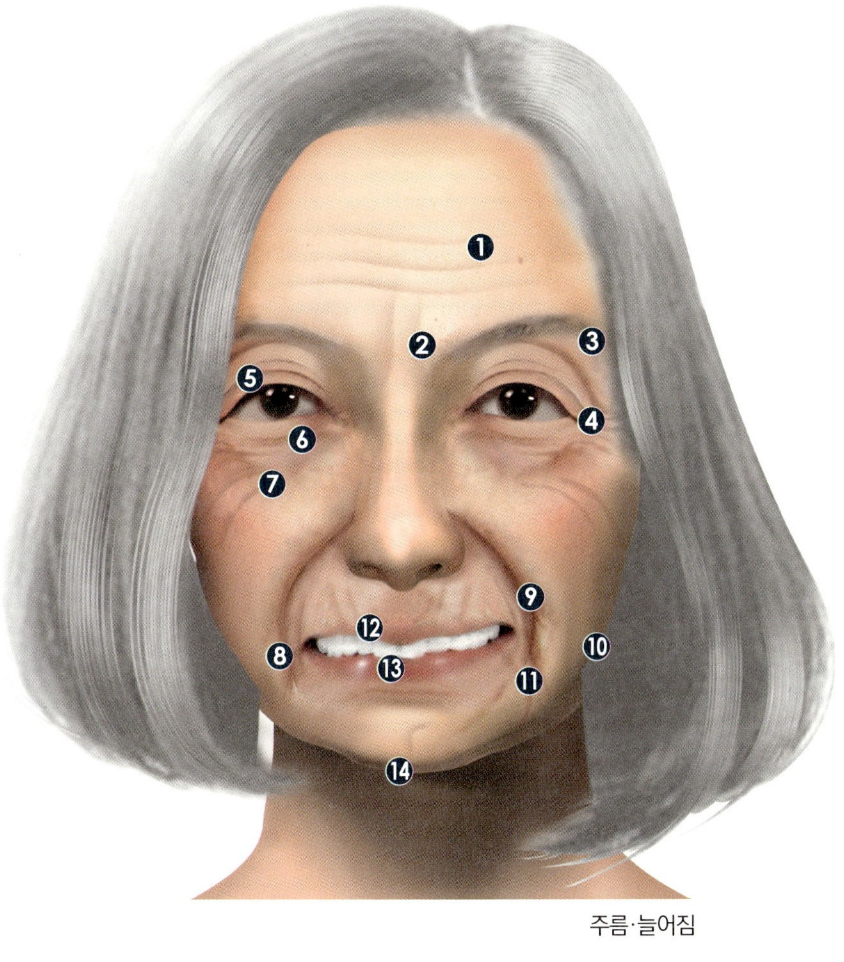

주름·늘어짐

❶ 이마의 주름
❷ 미간의 주름
❸ 눈썹가의 주름
❹ 관자놀이의 홀쭉함
눈가의 주름
❺ 윗눈꺼풀의 움푹함 · 늘어짐 · 주름
❻ 눈아래의 늘어짐 · 주름
❼ 인디언라인
❽ 볼의 페이스라인
❾ 팔자주름선의 주름 · 늘어짐
❿ 볼의 움푹함 · 주름
⓫ 마리오네트라인
⓬ 윗입술의 신장 · 넓어짐
⓭ 얇아지고 넓어진 입술, 입술의 세로주름
⓮ 턱의 넓어짐, 턱과 목의 늘어짐 · 주름

[그림1-28] 고랑·융기와 주름·늘어짐의 차이

5 미안율

5-1. 심리로부터 본 매력적인 얼굴

"미안율美顔率"이란 얼굴의 황금비율을 말하는 것이다(그림1-29). 고대 그리스시대부터 미술, 건축 등 사람이 창작한 것뿐 아니라 인체의 비율이나 생명체의 변치 않는 아름다움의 비율로서 사용되었다.

[그림 1-30]의 얼굴은 20대(A)와 50대(B)의 여성 각 80명으로부터 측정한 윤곽의 평균치로 만들어진 것이다. (A)에 보이는 20대 여성의 생김새는 "황금비율"에 가까우며, 이 생김새에 가까울수록 젊은 얼굴의 위치에 가까워진다. (B)에 보이는 50대 여성의 얼굴에서는 얼굴의 하부에 늘어짐이 발생했기 때문에 중·하안면 부분이 늘어나서 입가로부터 아래턱까지의 횡폭이 넓어져 있다. (A)와 (B)의 얼굴을 반씩 손으로 가려보면 눈썹이나 눈, 입 등의 같은 얼굴 구성요소라 하더라도 (A)에 보이는 얼굴에 더 젊고 건강해 보이는 인상이 있을 것이다. 노화되어 감에 따라 얼굴 구성요소는 피부에 견인되어 눈꼬리나 입꼬리가 내려가거나 코 아래가 늘어나서 넓어지거나 눈썹 끝이 치켜 올라가거나 하여 위치나 형태가 변하게 된다. 얼굴 구성요소의 위치나 얼굴의 요철도 나이와 함께 변해가기 때문에 주름과 늘어짐에 대한 대책만 실시해서는 무언가 부자연스러운 얼굴이 된다. 이것을 해결하려면 "미안율"에 얼굴의 구성요소를 맞추어나가면서 치료를 실시하는 것이 중요하다. 얼굴의 구성요소가 "미안율"의 장소에 되돌아가게 되면 얼굴의 근육은 젊을 때의 형태나 가동역을 되찾게 되고 피부도 고랑과 융기로 돌아가게 되어 황금비율의 매력적인 얼굴이 되는 것이다.

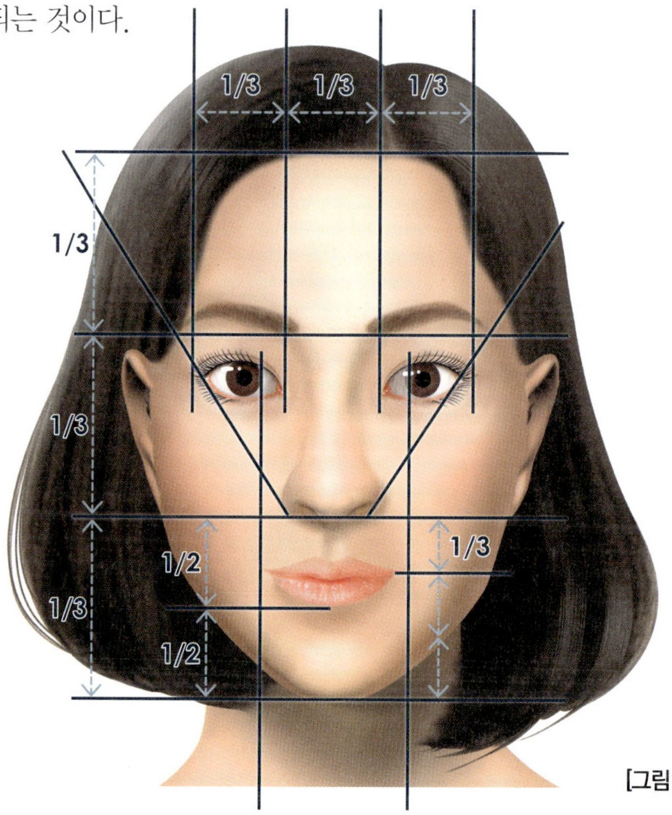

[그림1-29] 얼굴의 황금비율

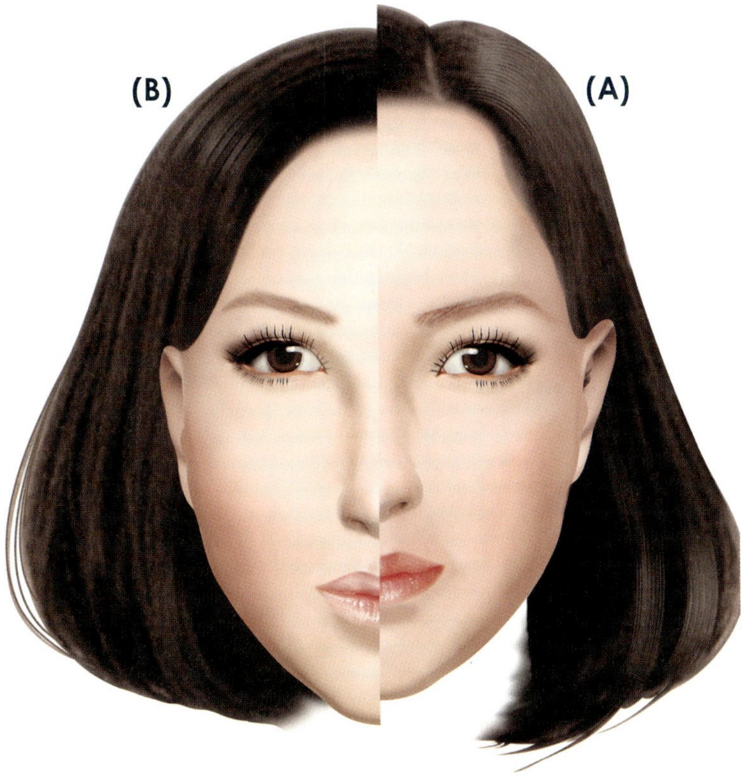

[그림1-30] 20대 평균얼굴(A)과 50대 평균얼굴(B)의 비교

5-2. 미안율을 목표로 한 치료방침

필자는 예진표, 문진으로 주름이나 늘어짐의 발생상황, 경과, 일상생활의 상황 등을 확인하고, 얼굴의 근력이나 보상운동 등을 도수검사 등을 통해 기능과 형태의 양 측면에서 관찰하여 병태를 파악한 뒤 치료를 실시하고 있다. 환자에게는 해부기능이나 병태생리에 근거하여 호소의 원인을 설명하고, 연령 등을 고려해서 개선에 걸리는 시간이나 경과, 예후, 내출혈 등의 부작용을 설명하여 동의를 구한 뒤 치료를 실시하고 있다.

주름, 늘어짐의 원인이 되고 있는 표정근, M. malaris, SMAS의 구축이나 긴장에는 유날揉捏*이나 압박, 자침을 실시하고, 얼굴 전체의 근긴장(muscle tonus)을 "미안율"에 바로 잡는 치료를 실시하고 있다. 표정근의 긴장도(tonus)에 따라 입꼬리나 눈꼬리 등의 얼굴 구성요소의 위치가 내려가지만, 제한 없이 당겨 올리게 되면 과도하게 피부를 신전시킬 위험성이 있기 때문이다.

또 침치료를 실시하는 것 외에 노화에 따른 안면신경의 감소나 지방을 유지하는 항중

* 유날법(揉捏法): 추나의 수기법으로 유법(揉法)과 날법(捏法)을 합한 것이다. 유법(揉法)은 손바닥 또는 손가락의 바닥면을 치료 부위나 경혈 위에 밀착하여 피부조직과 함께 가볍고 부드럽게 천천히 돌리면서 비비는 방법이며, 날법(捏法)은 엄지·검지·중지·약지 네 손가락의 힘을 균등하게 하여 치료 부위의 살을 연속으로 쥐어 당기는 방법이다. 유날법에는 여러 가지가 있는데, 수장유날법(手掌揉捏法)은 손바닥 전체를 치료 부위에 대고 어느 정도의 압력을 가하여 원을 그리듯 자극하면서 조금씩 이동시켜나가는 방법이다. 압력이 약하면 근막 위에서 피부만 이동하게 되므로 근육에 수직 방향의 압력을 가한 상태로 자극하는 것이 포인트이다. 수근유날법(手根揉捏法)은 손바닥 아래 부분인 수근부를 치료 부위에 대고 누르면서 원을 그리듯 자극해 나가는 방법이다. 어깨 위쪽이나 등 부위와 같이 어느 정도 면적이 넓은 부위를 대상으로 한다. 모지유날법(母指揉捏法)은 엄지를 치료 부위에 대고 누르면서 원을 그리듯 자극해 나가는 방법이다. 테니스엘보 등 비교적 좁은 범위의 치료에 사용한다. 이지유날법(二指揉捏法)은 엄지와 검지로 끼듯이 대항압을 가하면서 원을 그리듯 자극해 나가는 방법으로 전완부나 중수골, 중족골의 골간부 등 좁은 범위를 대상으로 하는 경우에 적당하다.

력근의 근력저하, 대주름을 만드는 보상운동을 개선하기 위해 미안율 마사지·트레이닝을 지도하고 있다. 미안율 마사지·트레이닝은 필자가 개발한 것으로, 매력적인 얼굴로 인식되는 황금비율에 가까워지도록 표정근의 구축을 경감하고 가동역을 개선시키는 것을 목적으로 하는 마사지와 보상운동을 개선하기 위한 안면신경촉통 트레이닝을 뜻하는 것이다. 트레이닝을 지도해 보면 안면신경마비의 과거력이 없더라도 환자들의 다수에서 공동운동을 보이기 때문에 거칠고 엉성한 안면체조는 금지하는 편이 낫다고 생각한다.

2장 치료법

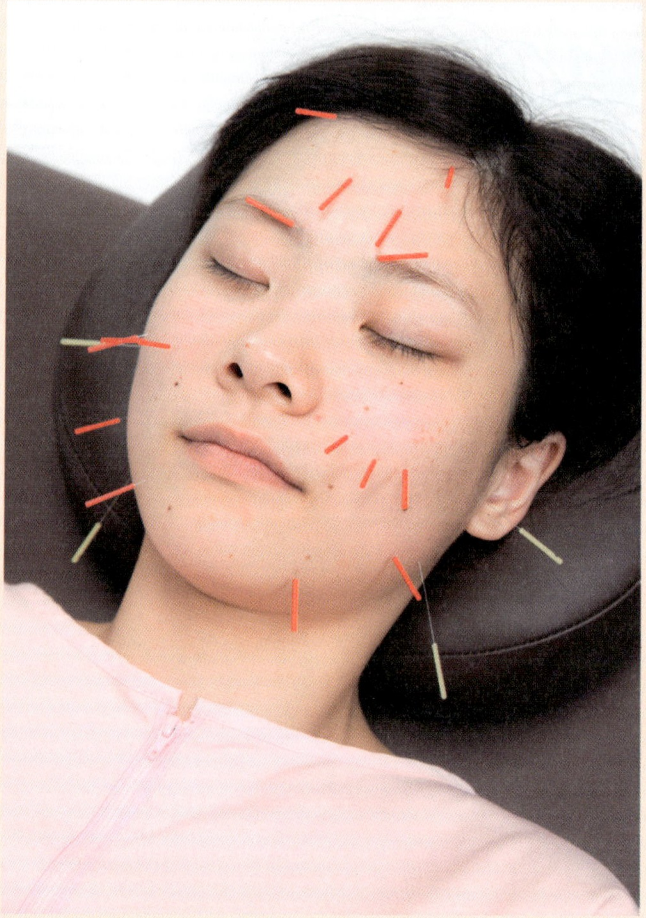

1 치료를 실시하기 전에

1-1. 안면 부위의 정의

표정근은 눈, 입과 같은 열린 부위를 여닫기 위해 발달한 것이며, 주름·늘어짐은 자주 움직이는 표정근의 부착부나 근복에 수직으로 발생하기 쉽다. 이 책의 치료법에서는 눈꺼풀의 개폐운동과 관계된 부위를 상안면, 입술이나 턱의 개폐운동과 관계된 부위를 중·하안면으로 나누어 설명하고 있다(미용피부과에서는 하안검을 중안면에 포함시키는 경우가 많다).

[표2-1]은 안면 부위별 호소와 다양한 원인의 일부를 정리한 것이다. 주름·늘어짐의 발생에는 환자에 따라서 이것 이외에도 다양한 원인이 있다고 생각한다. 개별 환자를 진찰·문진하여 얻은 정보를 바탕으로 호소의 원인을 밝혀낸 뒤 치료를 실시할 필요가 있다.

[표2-1] 안면 부위별 호소와 주요 원인 (※표정근은 주름·늘어짐 형성에 관여하는 것만 기재)

<table>
<tr><th colspan="6">상안면</th></tr>
<tr><th rowspan="2">호소</th><th rowspan="2">고랑·융기</th><th colspan="2">표정근</th><th rowspan="2">유지인대</th><th rowspan="2">지방</th></tr>
<tr><th>근력저하근</th><th>보상운동근</th></tr>
<tr><td>이마의 주름</td><td rowspan="3">상안검구</td><td rowspan="2">[개안]
상안검거근</td><td rowspan="2">[개안]
전두근</td><td rowspan="3">–</td><td rowspan="3">–</td></tr>
<tr><td>눈 상부의 주름·늘어짐·움푹함</td></tr>
<tr><td>미간의 주름·코뿌리의 주름·
눈의 안쪽의 주름·눈가의 주름</td><td rowspan="2">[폐안]
하안검 안륜근</td><td rowspan="2">[폐안]
추미근
비근근
상안검 안륜근</td></tr>
<tr><td>눈 하부의 주름·늘어짐·움푹함</td><td>와잠(애교살)</td><td>Orbicularis retaining ligament
Zygomatico cutaneous ligament</td><td>안와지방</td></tr>
</table>

<table>
<tr><th colspan="6">중안면·하안면</th></tr>
<tr><th rowspan="2">호소</th><th rowspan="2">고랑·융기</th><th colspan="2">표정근</th><th rowspan="2">유지인대</th><th rowspan="2">지방</th></tr>
<tr><th>근력저하근</th><th>보상운동근</th></tr>
<tr><td>인디언라인(mid-cheek groove)
움푹함·주름·늘어짐</td><td rowspan="5">볼의 솟아 있는 부분</td><td rowspan="5">[개구]
상순거근군
(상순거근,
대·소협골근,
구각거근)</td><td rowspan="5">[개구]
협근, 소근,
구각·구순하제근,
광경근</td><td>Zygomatic ligament</td><td rowspan="4">천협지방</td></tr>
<tr><td>팔자주름선 주름·늘어짐</td><td rowspan="2">–</td></tr>
<tr><td>페이스라인·늘어짐</td></tr>
<tr><td>뺨의 주름·늘어짐·홀쭉함</td><td>Masseteric ligament</td></tr>
<tr><td>마리오네트라인 주름·늘어짐</td><td>Mandibular ligament</td><td>광경근전지방
협지방체</td></tr>
<tr><td>입 주위의 세로주름·늘어짐
·입꼬리 처짐</td><td>인중구
인중구 양 옆의 융기
입술의 젖혀짐</td><td>[폐구]
구륜근
(상주변부)</td><td>[폐구]
구륜근
(상연부·하연부·설주변부)·이근</td><td>–</td><td>–</td></tr>
</table>

1-2. 미안침 치료의 주의점

미안침美顔鍼 치료를 실시하다가 출혈이 발생했다면 지혈될 때까지 지속적으로 압박을 실시해야 한다. 내출혈이 발생했을 경우에는 치료 후 즉시 환자에게 설명하고 함께 확인하면 신뢰감을 얻을 수 있다. 피하혈종이 생겼을 경우에도 혈종이 없어질 때까지 지속압박을 실시한다. 눈의 아래나 안쪽, 이마, 미간 중앙, 관자놀이, Mid-cheek groove의 부위는 혈관이 피부의 천층에 존재하거나 피하지방이 적은 장소이기 때문에 내출혈을 보이기 쉬우므로 자침을 할 때 주의할 필요가 있다. 또 안면영역 질환(안면신경마비, 삼차신경통, 악관절증, 치주질환, 결막염)의 급성기라면 치료를 받고 증상이 안정된 후에 미안침을 실시하도록 한다.

화장은 지우고 나서 치료하는 것이 이상적이지만 화장을 한 채로도 자침하는 것은 가능하다. 다만 자침할 부위에는 반드시 알코올 소독을 할 필요가 있다.

2 진찰법

치료를 실시하기 전에 우선 환자 스스로 신경 쓰인다고 하는 호소에 대한 주관적 평가와 치료자의 관점에서 본 객관적 평가를 실시한다. 호소의 정도를 파악해 두면 치료자에게도 환자에게도 치료의 계획과 목표를 세우기가 수월해진다. 평가가 나온 시점에서 예후(89쪽 참조)에 대해 설명을 해두면 좋다.

2-1. 주관적 평가

처음 환자가 치료원에 내원했을 때 가장 먼저 어느 부분이 가장 신경 쓰이는지와 어느 부분의 개선을 요구하고 있는지를 환자 본인에게 확인할 필요가 있다(표2-2~6). 주름·늘어짐에 대해서 문진표를 사용하여 다섯 단계로 주관적 평가를 실시한 뒤 치료방침을 정한다. 아래에 문진의 항목을 기재한다.

[표2-2] 늘어짐의 상태

아래의 ①~⑤ 중에서 가장 자신에게 해당하는 란에 ○를 기입하세요

늘어짐 발생 장소	① 신경 쓰이지 않는다	② 조금 신경 쓰인다	③ 신경 쓰인다	④ 제법 신경 쓰인다	⑤ 매우 신경 쓰인다
눈의 위					
눈가					
눈의 아래					
인디언라인					
뺨					
팔자주름선					
마리오네트라인					
아래턱·목					
페이스라인					
그 외					

[표2-3] 주름의 상태

아래의 ①~⑤ 중에서 가장 자신에게 해당하는 란에 ○를 기입하세요

주름 발생 장소	① 신경 쓰이지 않는다	② 조금 신경 쓰인다	③ 신경 쓰인다	④ 제법 신경 쓰인다	⑤ 매우 신경 쓰인다
이마					
눈썹 사이					
코뿌리					
눈가					
눈의 안쪽					

눈의 아래					
인디언라인					
뺨					
팔자주름선					
입 주위 세로주름					
마리오네트라인					
아래턱·목					
그 외					

[표2-4] 피부가 거칠어진 상태

아래의 ①~⑤ 중에서 가장 자신에게 해당하는 란에 ○를 기입하세요

피부가 거칠어진 장소	① 신경 쓰이지 않는다	② 조금 신경 쓰인다	③ 신경 쓰인다	④ 제법 신경 쓰인다	⑤ 매우 신경 쓰인다
이마					
뺨					
코					
아래턱					
그 외					

[표2-5] 안색, 잡티, 다크서클, 기미의 상태

아래의 ①~⑤ 중에서 가장 자신에게 해당하는 란에 ○를 기입하세요

안색, 잡티, 다크서클, 기미의 발생 장소	① 신경 쓰이지 않는다	② 조금 신경 쓰인다	③ 신경 쓰인다	④ 제법 신경 쓰인다	⑤ 매우 신경 쓰인다
전체적인 안색					
전체적인 잡티					
눈 아래의 다크서클					
뺨의 기미					
눈가의 기미					
그 외					

[표2-6] 얼굴에서 전체적으로 신경 쓰이는 증상

아래의 ①~⑤ 중에서 가장 자신에게 해당하는 란에 ○를 기입하세요

얼굴에서 전체적으로 신경 쓰이는 증상	① 신경 쓰이지 않는다	② 조금 신경 쓰인다	③ 신경 쓰인다	④ 제법 신경 쓰인다	⑤ 매우 신경 쓰인다
늘어짐					
주름					
거친 피부					
안색					
잡티					
다크서클					
기미					

2-2. 구축도 평가

환자의 주관적 평가를 바탕으로 호소와 부위를 파악한 뒤, 치료자에 의한 객관적 평가를 실시한다. 객관적 평가는 촉진을 통한 구축도 평가, 근육의 주운동·보상운동 평가, 시각적 평가의 세 가지로 나누어 실시한다.

구축도 평가는 구축을 손으로 확인하는 동시에 통증의 유무를 환자에게 구두로 듣는다.

- (++) : 강한 구축(유날을 할 때, 강한 통증)
- (+) : 구축 있음(유날을 할 때, 통증 있음)
- (±) : 약한 구축(유날을 할 때, 약한 통증 혹은 없음)
- (−) : 구축 없음(유날을 할 때, 통증 없음)

평가는 위의 네 단계로 진료기록부에 적어두고 구축이 강한 부위는 추가로 기입해 둔다. 하안면의 구축평가는 침 치료 후에 실시하는 마사지(76쪽 참조)와 연동되어 있으므로, 치료를 시작하기 전에 평가를 기록해 두고 침 치료 후 구축이 어느 정도 해소되었는지 확인하면서 마사지를 실시하면 좋다. 평가의 기입은 부록(108쪽 참조)을 활용하기 바란다.

(1) 하안면의 구축

글러브를 착용하고 구강 내에 검지를 넣어서 구륜근, 상순거근, 대소협골근, 구각거근, 소근, 협근, 구각·하순하제근, 광경근, 이근을 유날하여 구축을 평가한다. 피부 쪽에 엄지를 고정하고 구강 안쪽의 검지를 움직여서 이지二指유날법을 실시하면 구축을 파악하기가 수월하다. 미안율의 기준으로부터 입꼬리의 위치를 너무 넓히지 않도록 주의한다. 글러브는 파우더프리인 것을 사용하고 라텍스 알레르기에 주의한다.

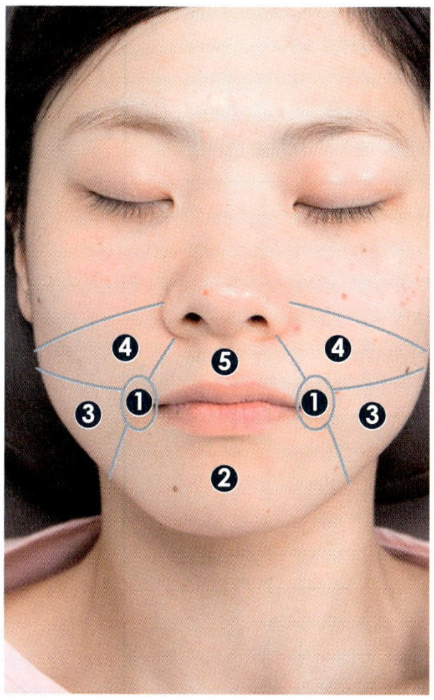

❶~❺의 영역으로 나누어 평가를 실시한다.

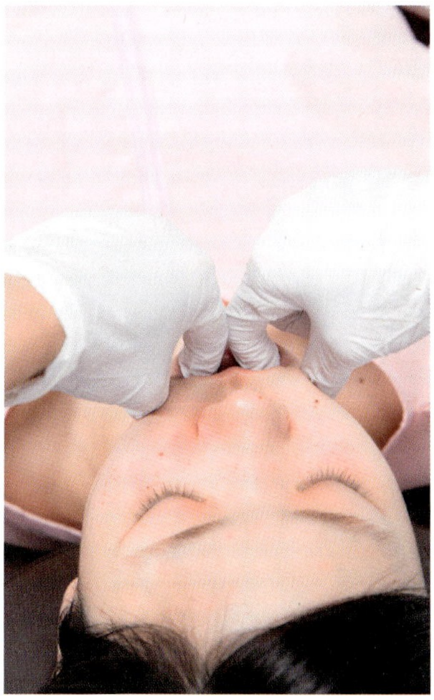
❶ 볼굴대(Modiolus)

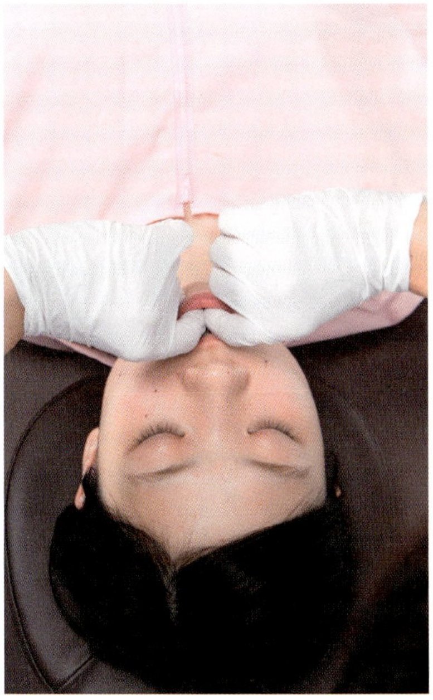
❷ 하구륜근, 구각 · 하순하제근, 광경근, 이근 영역

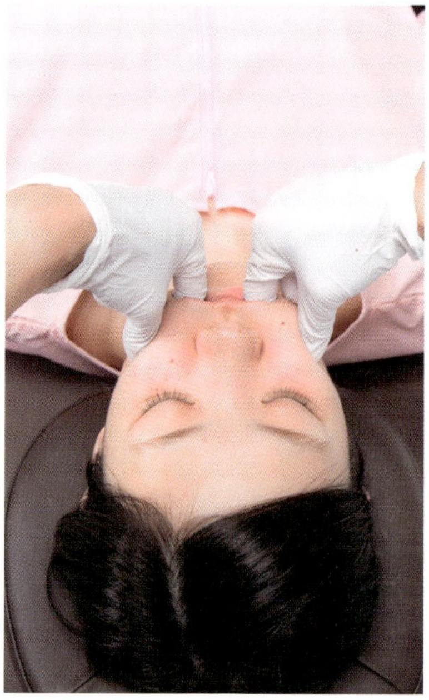
❸ 소근, 협근 영역

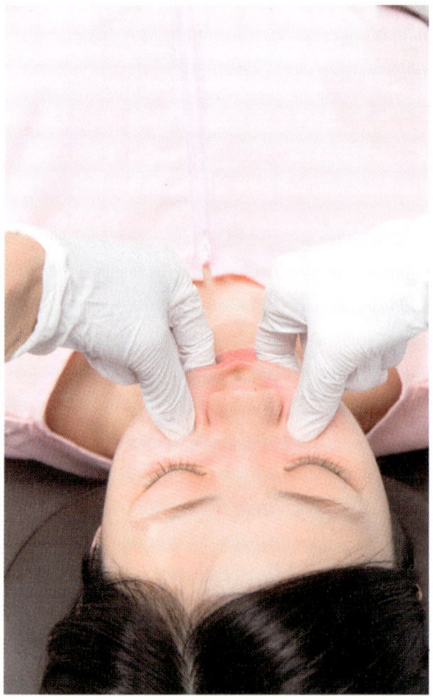
❹ 상순거근, 대소관골근, 구각거근 영역

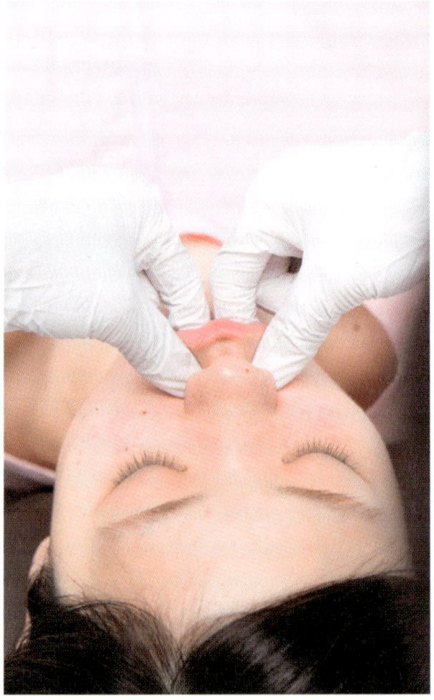
❺ 상구륜근 영역

(2) 중안면의 구축

중안면의 구축으로서 협골상인대 부근의 근육 구축을 평가한다. 협골상인대는 인디언 라인 상하에 네 손가락을 대고 눈가가 미안율의 위치에 되돌아가도록 유날한다. 인디언 라인 위와 눈 아래의 늘어짐 부분에는 접촉하지 않도록 주의한다.

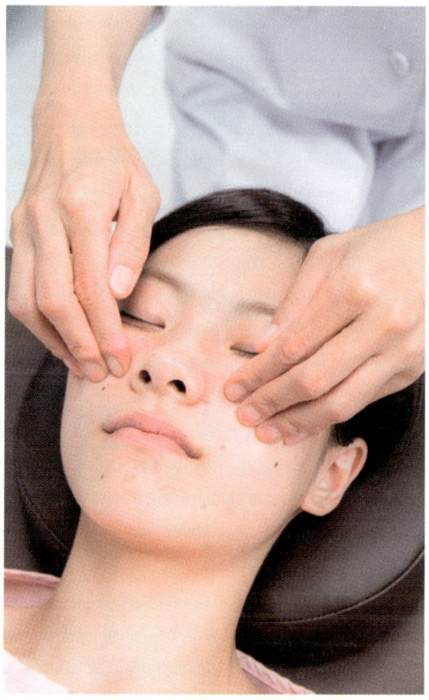
인디언라인 위에 네 손가락을 대고 누른다

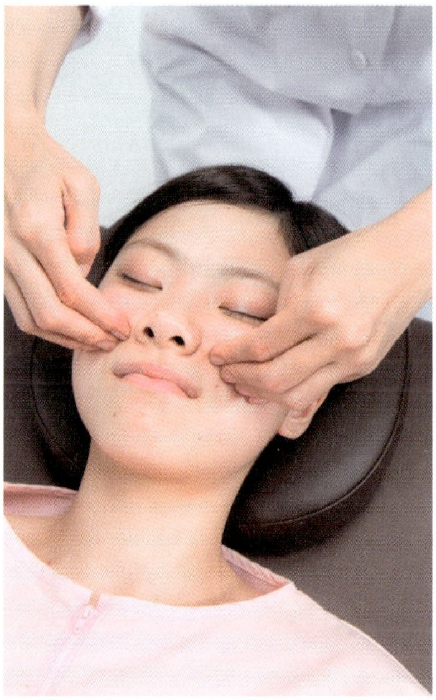
미안율에 되돌아가도록 조금 밀어 올려서 유날한다

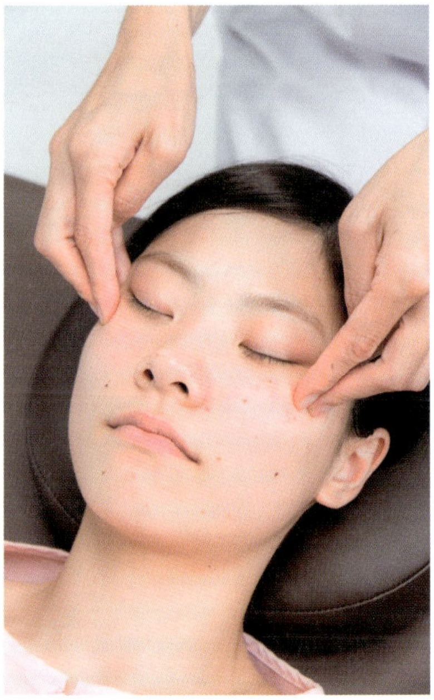
인디언라인 위에 손가락을 두고 유날한다

(3) 상안면의 구축: 미간·눈썹 부위

추미근과 안륜근 상부의 구축평가는 눈썹의 안쪽부터 바깥쪽까지 차례로 유날한다. 네 손가락을 사용하여 장소를 조금씩 물리면서 실시한다.

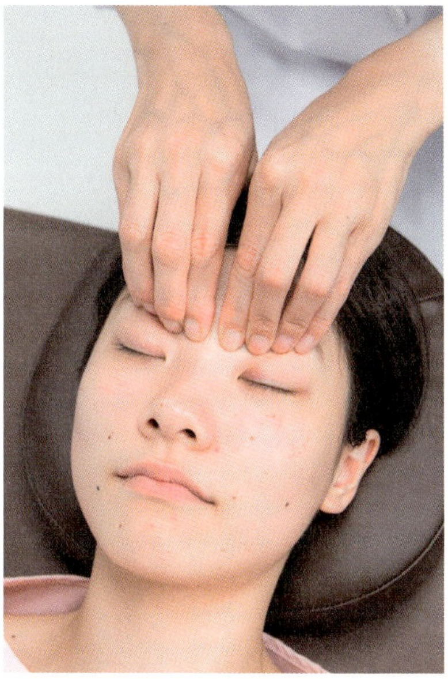

미간 부분에 네 손가락을 대고 파악유날한다

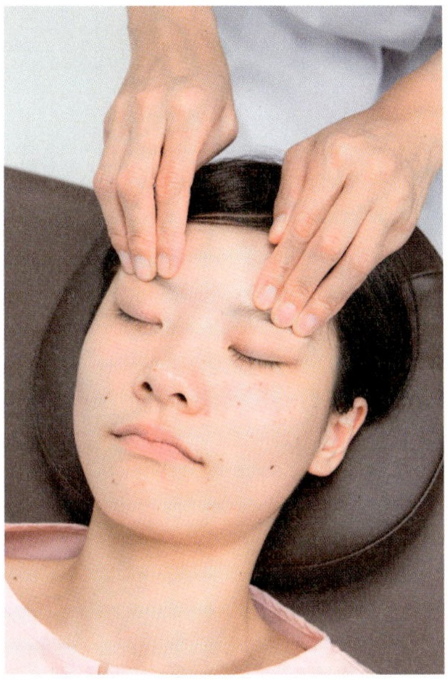

조금씩 바깥쪽으로 물리면서 통증의 유무를 구두로 질문한다

(4) 상안면의 구축: 이마·머리 부위

이마·머리 부위의 구축으로서 전두근과 모상건막을 유날한다. 전두근은 이마의 발제 부분을 향하여 서서히 위쪽으로 손가락을 물리면서 눈썹이 미안율에 되돌아가도록 유날한다. 위쪽으로 당겨 올리지 않도록 주의한다. 모상건막은 양손으로 두피를 잡고 압박하면서 앞뒤로 유날한다. 전발제로부터 후두부에 걸쳐서 두피가 앞뒤로 잘 움직이면 좋다. 강하게 통증을 호소하는(++) 경우에는 유날하지 않고 파악把握하여 압박하기만 해도 좋다.

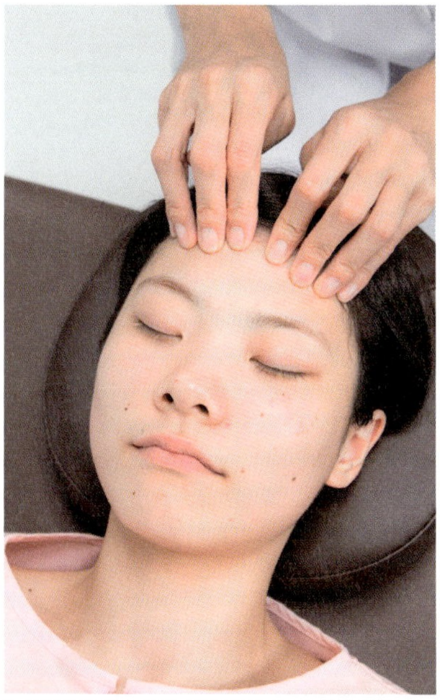

눈썹 위에서부터 발제를 향하여 서서히 위쪽으로 손가락을 물리면서 유날한다

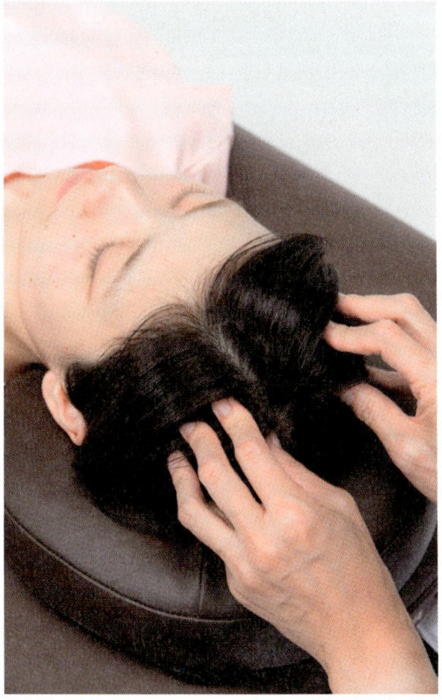

모상건막은 양손으로 두피를 잡고 압박하면서 앞뒤로 유날한다

2-3. 주운동·보상운동 평가

일상생활에서 표정을 지을 때 사용하는 근육에 치우침이 있으면 주름이나 늘어짐의 원인이 된다. 여기에서는 얼굴의 운동을 ① 상순·구각거상운동, ② 상순수축(모음)운동, ③ 상순외반운동, ④ 하안검운동, ⑤ 상안검운동의 다섯 가지로 나누고, 각각의 운동에 본래 사용되어야 하는 바른 근육을 사용한 운동(주운동)이 이루어지고 있는지, 본래 사용되어서는 안 되는 근육을 사용한 운동(보상운동)이 이루어지고 있는지의 여부를 검사한다. 평가의 기입은 부록(109쪽 참조)을 활용하기 바란다.

▲ 주운동

주운동의 검사는 보통 MMT 0(근수축 운동이 전혀 일어나지 않는다)~MMT 5(최대의 도수 저항에 대항하여 전가동역에 걸쳐서 운동할 수 있다)까지로 평가한다. 다만 MMT 4 이상의 운동은 피부를 늘일 가능성이 있어서 평가 자체가 주름·늘어짐의 원인이 되므로 이 책에서는 실시하지 않는다. MMT 3은 항중력 상태에서 근수축이 가능한지를 검사하는 것이고, MMT 2~0은 앙와위를 취하여 중력이 없는 상태로 검사한다(표2-7).

[표2-7] 이 책에서 사용하는 주운동의 레벨 평가

레벨	근수축의 모습
MMT 0	근수축이 전혀 느껴지지 않는다
MMT 1	단수축, 약한 경련을 촉지할 수 있다
MMT 2	중력 하에서 경련을 촉지할 수 있지만 중력에 저항하여 강축하지는 못한다. 중력이 없으면 강축할 수 있다
MMT 3	중력 하에서도 강축할 수 있다

※ MMT 4~5: 저항운동은 피부를 늘이므로 미안침의 검사에서는 실시하지 않는다

▲ 보상운동

주운동을 검사하는 것과 동시에 "보상운동"이 일어나고 있는지 여부를 검사할 필요가 있다. 일반적으로 주운동이 MMT 0~2인 경우에는 주운동에 사용되는 근력이 저하된 결과로서 "보상운동"이 일어나고 있다. 또 평소부터 과도하게 표정을 짓거나 무리해서 얼굴의 근육을 움직이는 버릇이 있는 환자의 경우에는 주운동이 MMT 3 이상이라 하더라도 동시에 보상운동이 이루어지고 있을 가능성이 있다.

이 책에서는 보상운동의 평가에 [표2-8]과 같이 레벨을 나누어 실시하고 있다. (++)는 주운동이 전혀 일어나지 않고 치료자가 지시한 표정을 보상운동에 해당하는 근육만 사용하여 실시하고 있는 상태를 가리킨다. 보상운동을 손으로 누르거나 하여 억제하면 주운동을 할 수 없고 지시받은 표정을 전혀 실시하지 못한다. (+)는 보상운동을 억제하더라도 주운동에 해당하는 근육을 움직여서 지시받은 표정을 지을 수는 있지만 보상운동도 동시에 일어나는 상태를 가리킨다. (±)는 주운동만으로 움직이는 것이 가능한 상태이다. (-)는 보상운동이 없고 주운동만으로 지시받은 운동을 수행할 수 있는 상태이다.

[표2-8] 이 책에서 사용하는 주운동·보상운동의 평가

레벨	주운동 · 보상운동의 상태
(-)	억제하지 않더라도 근력을 컨트롤할 수 있으며, 주운동만을 할 수 있다
(±)	보상운동이 일어나지 않도록 억제하면 근력을 컨트롤할 수 있으며, 주운동이 가능하다
(+)	보상운동이 일어나지 않도록 억제하더라도 근력을 컨트롤할 수 없지만, 주운동은 가능하다
(++)	보상운동이 일어나지 않도록 억제하면 보상운동의 근력을 컨트롤할 수 없으며, 주운동도 하지 못한다

▲ 검사방법과 검사결과

실제의 임상에서는 주운동을 실시할 수 있는지의 여부를 주축으로 하여 검사를 진행하고 보상운동의 유무는 어디까지나 보조적으로 생각한다. 주운동을 MMT의 레벨마다 확인하고, 주운동이 가능하지 않은 경우에는 동시에 보상운동을 실시하고 있지는 않은지 확인을 한다. 기본적으로는 다음에 제시하는 다섯 곳의 주운동·보상운동을 모두 검사할 필요는 없으며, 환자가 호소하는 곳(주관적 평가로 환자가 신경 쓰인다고 하는 곳) 주위의 근육을 검사한다. 검사결과는 그때마다 진료기록부에 기입하고 다음번 치료를 할 때 검사를 재차 실시하여 환자와 함께 개선해 나가는 것이 좋다.

[표2-9] 검사의 진행방법

❶	일어나 있는 상태에서 상태에서 표정을 짓도록 운동을 지시한다(가능할 경우에 주운동은 MMT 3). 동시에 보상운동의 평가를 실시한다	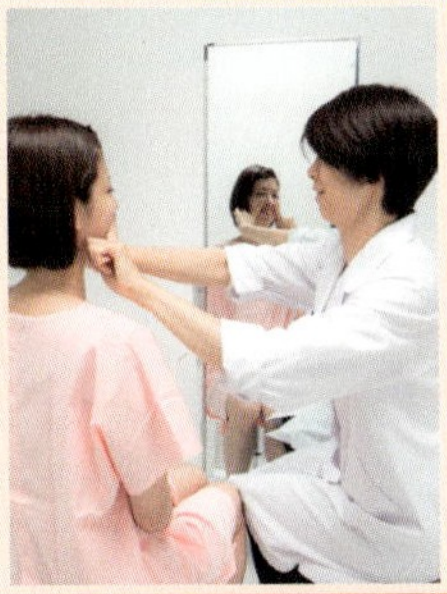
❷	앙와위를 취한 상태에서 표정을 짓도록 운동을 지시한다(가능할 경우에 주운동은 MMT 2). 가능하지 않을 경우(주운동은 MMT 1 이하)에는 보상운동이 일어나지 않도록 보조운동을 실시한다. 동시에 보상운동의 평가를 실시한다. 구체적인 방법은 다음 항 이후를 참조할 것	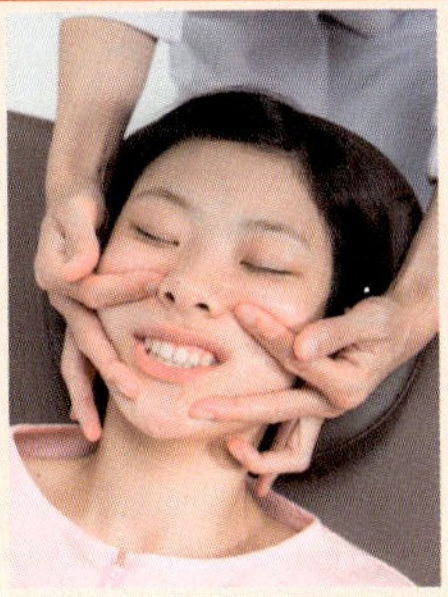

▲ 치료방침

주름·늘어짐을 호소하면서 내원하는 환자의 다수에서 호소하는 곳 주변의 주운동을 검사해 보면 MMT 0~MMT 2의 레벨을 보인다. 환자의 서투른 움직임을 설명하고 침 치료 후의 PNF 트레이닝(73쪽), 자택에서 실시하기 위한 셀프트레이닝(91쪽)을 지도함으로써 보상운동을 조절할 수 있고 치우침 없는 표정운동을 할 수 있게 된다.

(1) 상순·구각거상운동의 주운동·보상운동

상순·구각거상운동은 일상생활에서의 "웃는" 표정에 해당한다. 치료자의 "웃어보세요"라는 지시에 상순거근, 대소협골근, 구각거근, 소근이 수축하여 입꼬리와 윗입술이 위쪽 혹은 비스듬히 위쪽으로 들어 올려지면 주운동이 가능한 것이다. 이것에 대해서 구각·구순하제근, 광경근, 협근, 소근을 사용하고 있는 경우에는 보상운동이 있는 것으로 간주하며, 팔자주름, 마리오네트라인의 원인이 된다. 보상운동을 억제하려면 턱 부분을 눌러서 가로 혹은 비스듬히 아래쪽으로 아랫입술이 움직이지 않도록 한다.

[표2-10] 상순·구각거상운동의 보상운동 평가

(−)	아래턱을 손으로 누르지 않더라도 윗입술의 운동만을 수행할 수 있다
(±)	아래턱을 손으로 누르면 근력을 컨트롤할 수 있으며 윗입술의 운동(주운동)도 가능하다
(+)	아래턱을 손으로 눌러도 근력을 컨트롤할 수 없지만 윗입술의 운동(주운동)은 가능하다
(++)	아래턱을 손으로 눌러도 근력을 컨트롤할 수 없으며 윗입술의 운동(주운동)도 가능하지 않다

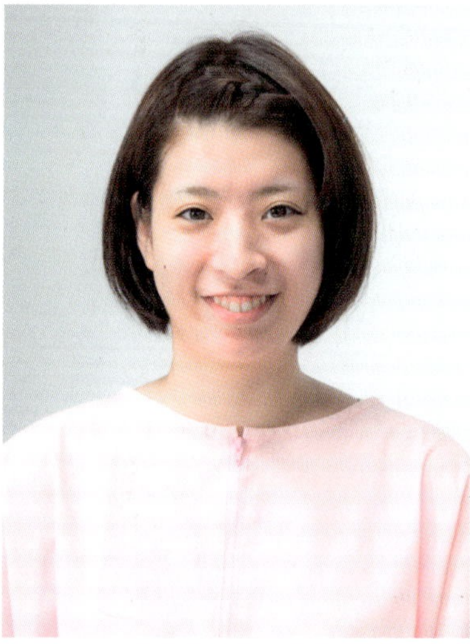

항중력 상태에서 "웃어보세요"라는 치료자의 지시에 바른 움직임이 가능한 주운동(MMT 3), 보상운동(−)의 상태

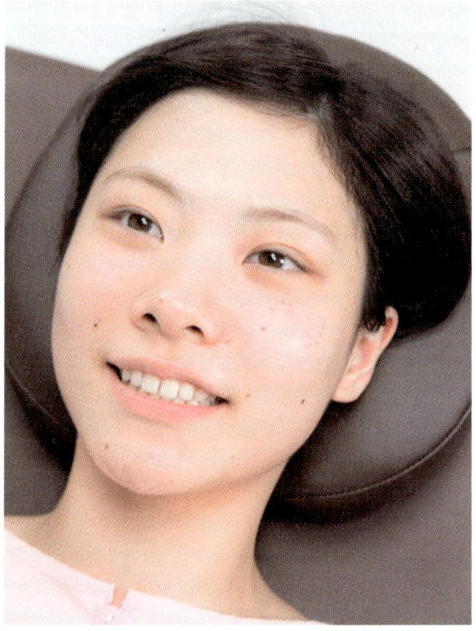

앙와위에서 같은 지시에 대해 바른 움직임이 가능한(MMT 2~1) 상태

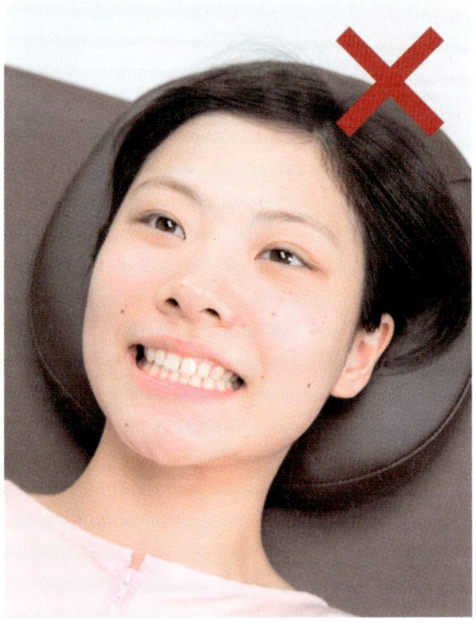

같은 지시에 대해 아랫입술이 내려가고 넓어지는, 보상운동이 일어나고 있는 상태

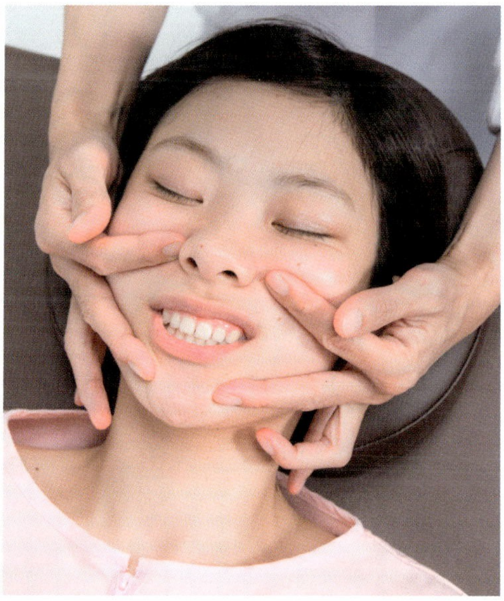

▲ 근력·보상운동의 확인방법

보상운동(중지로 아랫입술)을 억제한 상태에서, 주운동근군(검지로 비순구)의 근수축 상태를 촉진하여 근수축의 상태를 확인한다(57쪽 표2-7 참조). 위의 표를 기준으로 보상운동의 레벨을 확인한다.

(2) 상순수축(모음)운동의 주운동·보상운동

상순수축(모음)운동은 음료를 마시거나 빨대를 빠는 표정에 해당한다. 치료자의 "콧구멍 아래 정중앙에 힘을 줘서 입술을 오므려보세요"라는 지시에 대해 구륜근의 상주변부의 근력이 중앙 방향을 향하고 있으면 주운동이 가능한 것이다. 이것에 대해서 구륜근의 상연부 및 하연부, 설주변부(29쪽 그림1-14 참조)가 전방으로 돌출된 형태로 되어 있는 경우에는 보상운동이 있는 것으로 간주한다(표2-11). 보상운동을 억제하려면 입술을 손가락으로 눌러서 앞쪽으로 근육이 움직이지 않게 한다.

[표2-11] 상순수축(모음)운동의 보상운동 평가

(-)	아래턱을 손으로 누르지 않더라도 윗입술의 운동만을 수행할 수 있다
(±)	아래턱을 손으로 누르면 근력을 컨트롤할 수 있으며 윗입술의 운동(주운동)도 가능하다
(+)	아래턱을 손으로 눌러도 근력을 컨트롤할 수 없지만 윗입술의 운동(주운동)은 가능하다
(++)	아래턱을 손으로 눌러도 근력을 컨트롤할 수 없으며 윗입술의 운동(주운동)도 가능하지 않다

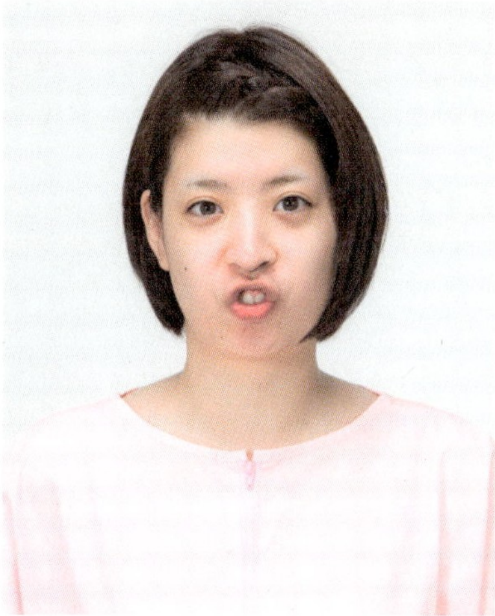

항중력 상태에서 "콧구멍 아래 정중앙에 힘을 줘서 입술을 오므려보세요"라는 치료자의 지시에 바른 움직임이 가능한 주운동(MMT 3), 보상운동 (-)의 상태

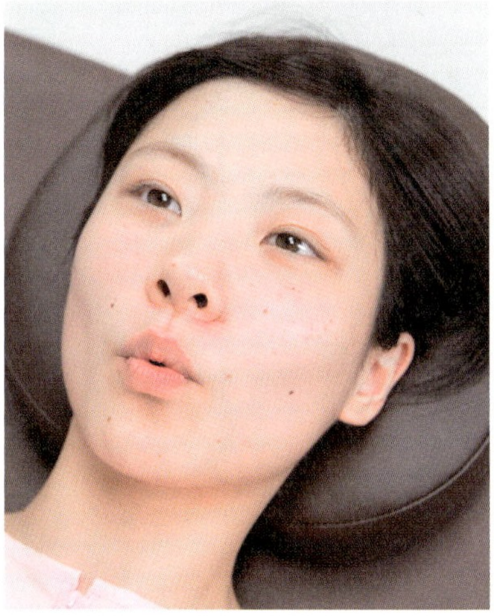

앙와위에서 "콧구멍 사이에 힘을 줘서 입술을 오므려보세요"라는 치료자의 지시에 바른 움직임이 가능한(MMT 2~1) 상태

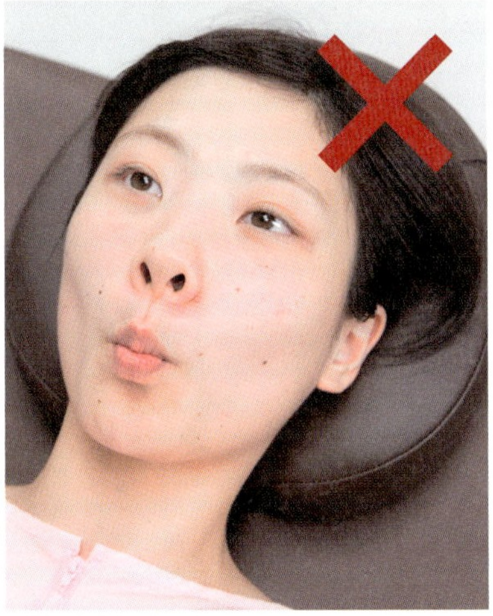

같은 지시에 대해 입술이 앞쪽으로 돌출되는 보상운동이 일어나고 있는 상태

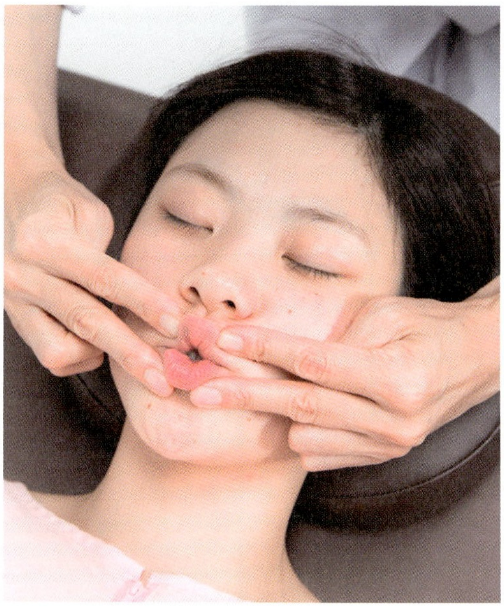

▲ 근력·보상운동의 확인방법

보상운동(중지로 아랫입술)을 억제한 상태에서, 주운동근군(검지로 윗입술)의 근수축 상태를 촉진하여 근수축 상태를 확인한다(57쪽 표2-7 참조). 위의 표를 기준으로 보상운동의 레벨을 확인한다.

(3) 상순외반운동의 주운동·보상운동

상순외반운동에서는 상순수축(모음)운동으로 가운데 모인 근육을 위쪽으로 향하게 한다. 이 움직임을 주운동으로 할 수 있으면 젊은 여성들 사이에서 이른바 "오리입"이라 불리고 있으며 입의 모양을 일상적으로 형성할 수 있는 근력이 갖추어져 있는 것이다. 치료자의 "윗입술의 끝을 코끝에 붙이듯 올려서 젖혀보세요"라는 지시에 대해 상순거근, 소협골근, 상순비익거근의 근력이 위쪽을 향하고 있으면 주운동이 가능한 것이다. 이것에 대해서 구륜근의 상연부 및 하연부(아랫입술), 설주변부(29쪽 그림1-14 참조), 이근이 전방으로 돌출되어 젖혀진 형태로 되어 있을 경우에는 보상운동이 있는 것으로 간주한다(표2-12). 보상운동을 억제하려면 아랫입술을 손가락으로 눌러서 앞쪽으로 근육이 움직이지 않게 한다.

[표2-12] 윗입술 외반운동의 보상운동 평가

(−)	아랫입술을 손으로 누르지 않더라도 윗입술의 운동만을 수행할 수 있다
(±)	아랫입술을 손으로 누르면 근력을 컨트롤할 수 있으며 윗입술의 운동(주운동)도 가능하다
(+)	아랫입술을 손으로 눌러도 근력을 컨트롤할 수 없지만 윗입술의 운동(주운동)은 가능하다
(++)	아랫입술을 손으로 눌러도 근력을 컨트롤할 수 없으며 윗입술의 운동(주운동)도 가능하지 않다

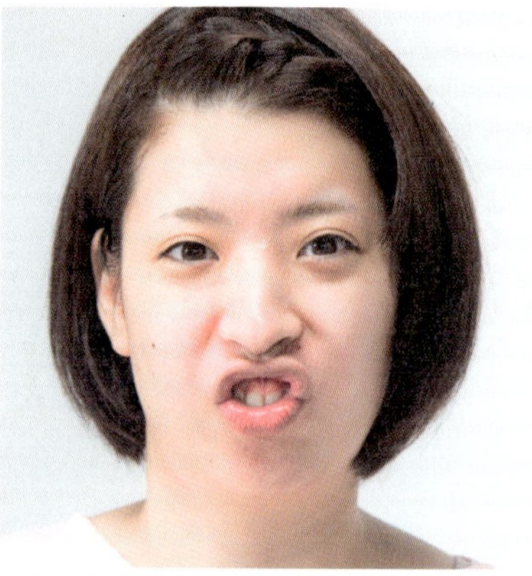

항중력 상태에서 "윗입술의 끝이 코끝에 붙도록 올려서 젖혀보세요"라는 치료자의 지시에 바른 움직임이 가능한 주운동(MMT 3), 보상운동(−)의 상태

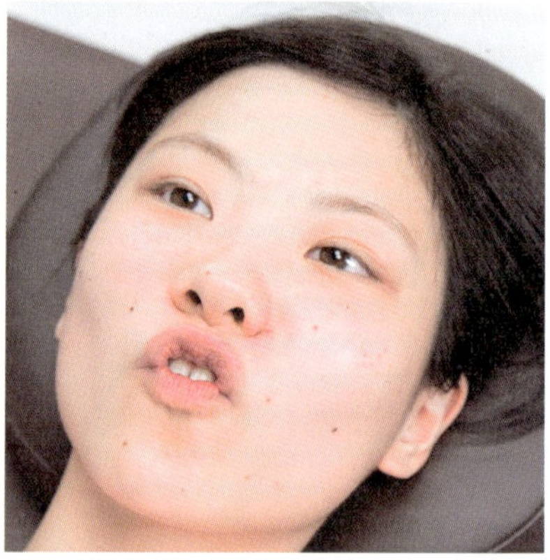

앙와위에서 같은 지시에 대해 바른 움직임이 가능한(MMT 2~1) 상태

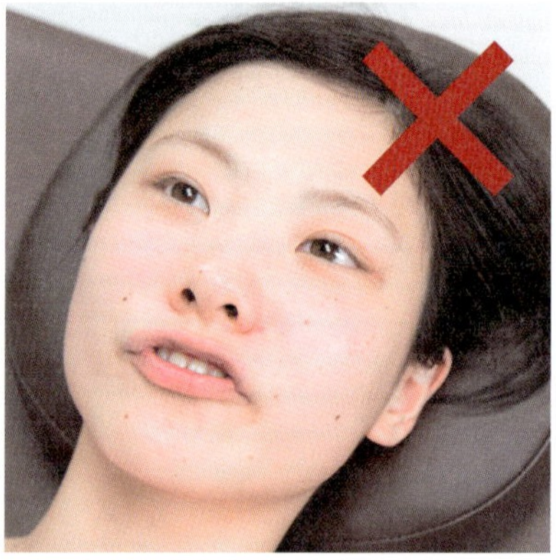

같은 지시에 대해 아랫입술이 앞으로 돌출되는 보상운동이 일어나고 있는 상태

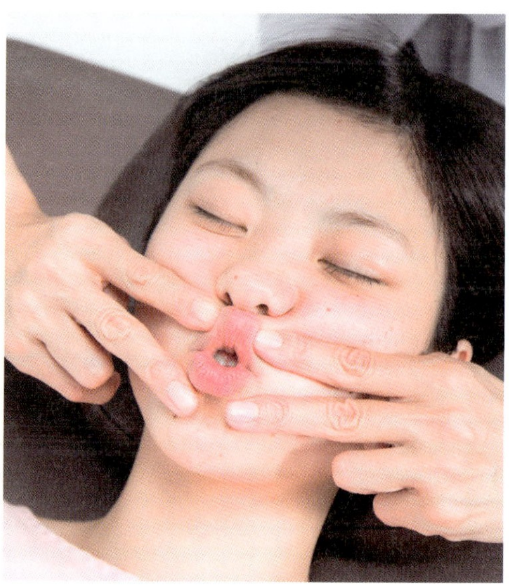

▲ **근력·보상운동의 확인방법**

보상운동(중지로 아랫입술)을 억제한 상태에서, 주운동근군(검지로 윗입술)의 근수축 상태를 촉진하여 근수축 상태를 확인한다(57쪽 표2-7 참조). 위의 표를 기준으로 보상운동의 레벨을 확인한다.

(4) 하안검운동의 주운동·보상운동

하안검운동은 일상생활에서 눈을 깜빡이거나 눈을 감을 때의 동작에 해당한다. 치료자의 "아래눈꺼풀의 눈가 쪽이 올라가도록 눈을 꽉 감아보세요"라는 지시에 대해 안륜근 하부(안검부·안와부)의 근력이 위쪽을 향하고 있으면 주운동이 가능한 것이다(표2-13). 이것에 대해서 추미근과 안륜근의 상부가 안쪽을 향해 움직일 경우에는 보상운동이 있는 것으로 간주한다. 보상운동을 억제하려면 위눈꺼풀을 손가락으로 눌러서 안쪽으로 근육이 움직이지 않게 한다.

[표2-13] 아래눈꺼풀운동의 보상운동평가

(-)	손으로 누르지 않더라도 위눈꺼풀과 아래눈꺼풀을 같은 근력으로 컨트롤할 수 있다
(±)	위눈꺼풀·추미근을 손으로 누르면 위눈꺼풀의 근력을 컨트롤할 수 있으며 아래눈꺼풀의 운동(주운동)도 가능하다
(+)	위눈꺼풀·추미근을 손으로 눌러도 위눈꺼풀의 근력을 컨트롤할 수 없지만 아래눈꺼풀의 운동(주운동)은 가능하다
(++)	위눈꺼풀·추미근을 손으로 눌러도 위눈꺼풀의 근력을 컨트롤할 수 없으며 아래눈꺼풀의 운동도 가능하지 않다

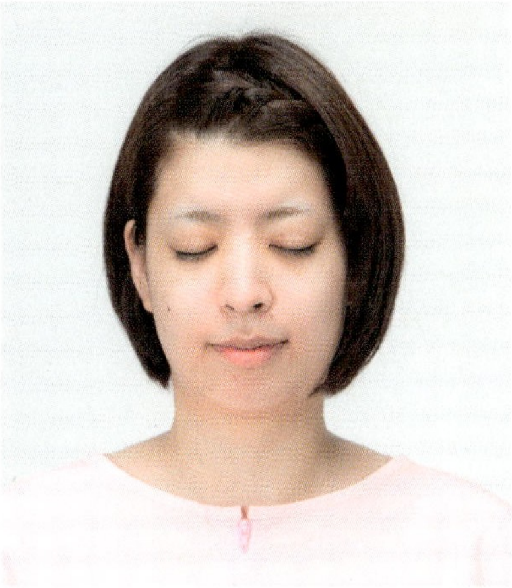
항중력 상태에서 "아래눈꺼풀의 눈가 쪽이 올라가도록 눈을 꽉 감아보세요"라는 치료자의 지시에 바른 움직임이 가능한 주운동(MMT 3), 보상운동(-)의 상태

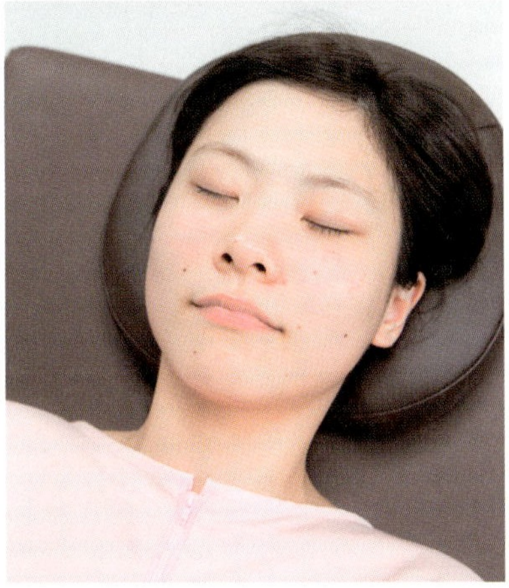
앙와위에서 같은 지시에 대해 바른 움직임이 가능한(MMT 2~1) 상태

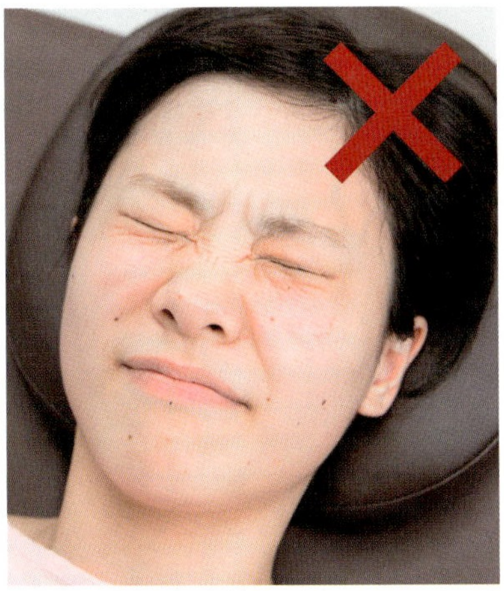
같은 지시에 대해 미간과 내안각이 안쪽으로 움직이는, 보상운동이 일어나고 있는 상태

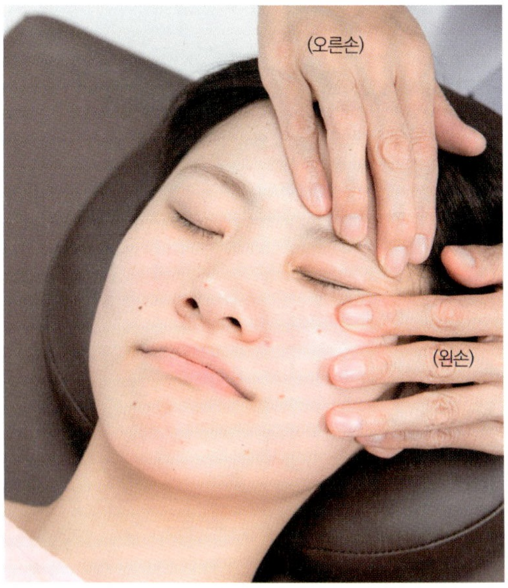

▲ 근력·보상운동의 확인방법

보상운동(오른손으로 미간, 눈썹)을 억제한 상태에서, 주운동근군(왼손으로 아래눈꺼풀)의 근수축의 상태를 촉진하여 근수축의 상태를 확인한다(57쪽 표2-7 참조). 위의 표를 기준으로 보상운동의 레벨을 확인한다.

(5) 상안검운동의 주운동·보상운동

상안검운동은 일상생활에서 눈을 크게 뜰 때의 동작에 해당한다. 치료자의 "이마를 올리지 않도록 하면서 눈을 크게 떠보세요"라는 지시에 대해 상안검거근의 근력이 위쪽을 향하고 있으면 주운동이 가능한 것이다(표2-14). 이것에 대해서 전두근이 위쪽으로 움직일 경우에는 보상운동이 있다고 간주한다. 보상운동을 억제하려면 이마를 손으로 눌러서 위쪽으로 근육이 움직이지 않게 한다.

[표2-14] 위눈꺼풀운동의 보상운동평가

(-)	손으로 누르지 않더라도 전두근의 수축 없이 위눈꺼풀을 거상할 수 있다
(±)	이마를 손으로 누르면 전두근의 근력을 컨트롤할 수 있으며 위눈꺼풀의 운동(주운동)도 가능하다
(+)	이마를 손으로 눌러도 전두근의 근력을 컨트롤할 수 없지만 위눈꺼풀의 운동(주운동)은 가능하다
(++)	이마를 손으로 눌러도 전두근의 근력을 컨트롤할 수 없으며 위눈꺼풀의 운동(주운동)도 가능하지 않다. 눈을 뜨고 있을 때 전두근이 수축하고 있으며 이완하지 못한다

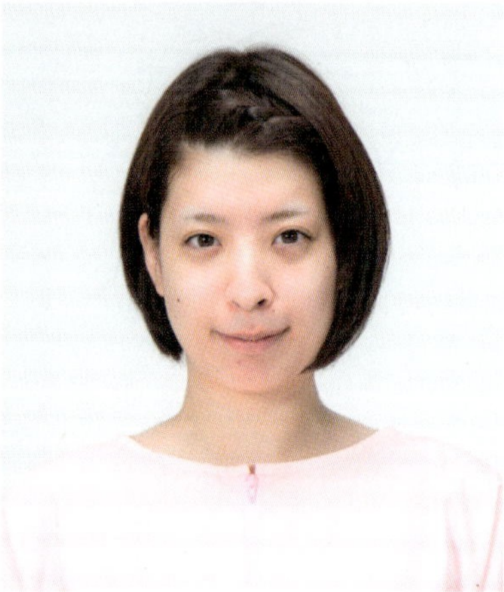

항중력 상태에서 "이마를 올리지 않도록 하면서 눈을 크게 떠보세요"라는 치료자의 지시에 바른 움직임이 가능한 주운동(MMT 3), 보상운동(-)의 상태

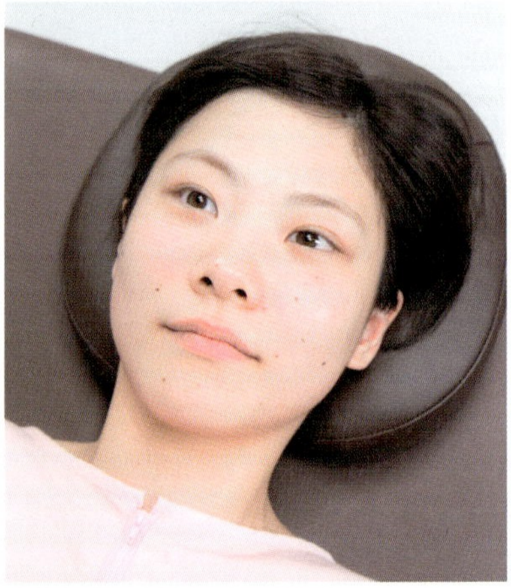

앙와위에서 같은 지시에 대해 바른 움직임이 가능한(MMT 2~1) 상태

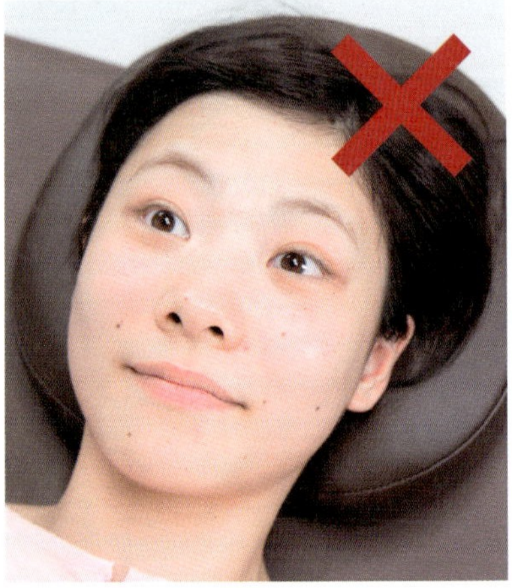

같은 지시에 대해 이마, 눈썹이 위로 움직이는 보상운동이 일어나고 있는 상태

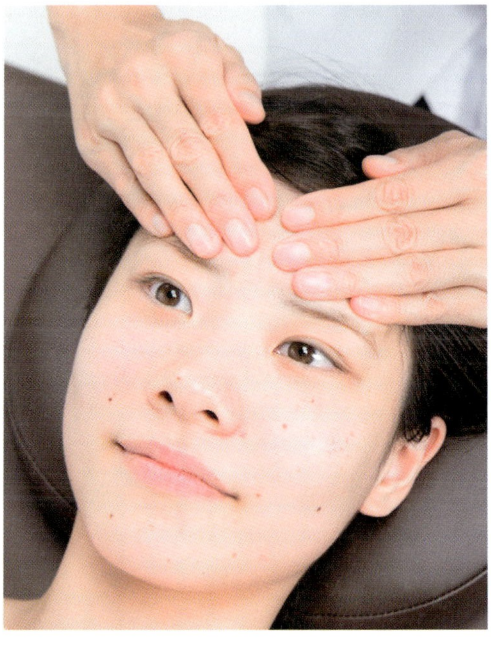

▲ **근력·보상운동의 확인방법**

보상운동(전두근)을 억제한 상태에서, 주운동근군(상안검거근)의 근수축 상태는 홍채가 숨는 정도를 육안으로 관찰하여 확인한다. 위의 표를 기준으로 보상운동의 레벨을 확인한다.

2-4. 시각적 평가

마지막으로 치료자는 30～50cm 정도 떨어진 거리에서 주름, 늘어짐, 잡티, 다크서클을 평가한다. 외견상의 호소가 있으면 (+), 눈에 띄지는 않지만 호소가 있으면 (±), 호소가 없으면 (-)를 진료기록부에 표시해 둔다. 환자가 주관적 평가(52쪽 참조)에서 "매우 신경쓰인다"고 했더라도 치료자의 입장에서 보면 (±)인 경우나 그 반대인 경우도 있기 때문에 특이점이 있다면 기재해 두는 것이 좋다. 객관적인 평가가 나온 시점에서 치료계획과 예후, 어느 정도까지 개선이 기대되는지 등을 설명하도록 한다.

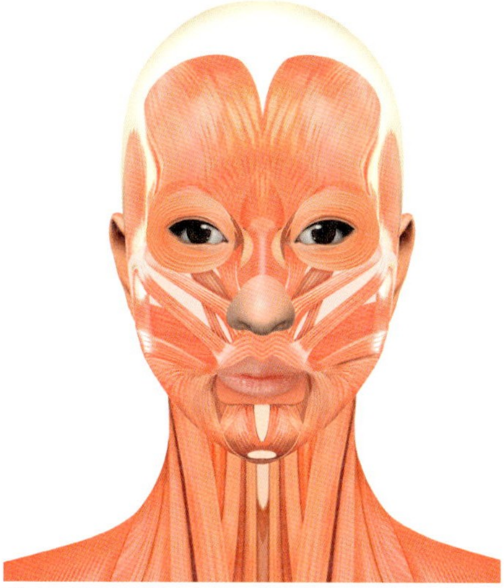
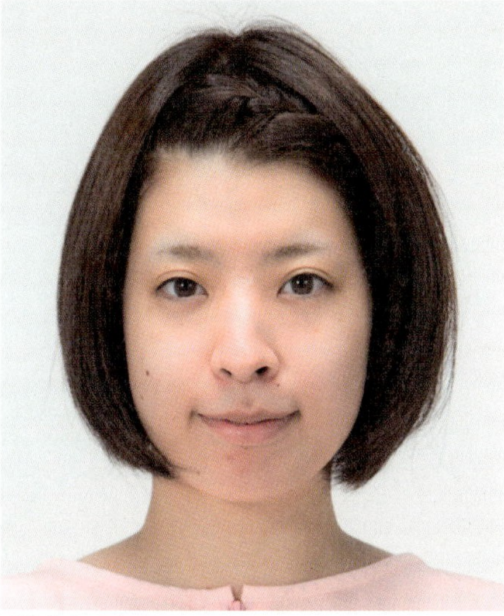

환자의 주관적인 평가에 구애받지 말고 근육·인대·피부를 관찰하여 객관적으로 평가한다

[표2-15] 시각적 평가항목 일람

부위·종류	
상안면	
이마	주름
미간	주름
코뿌리	주름
눈의 상부	주름·늘어짐·움푹함
눈의 하부	주름·늘어짐
눈가	주름
눈의 안쪽	주름
중·하안면	
인디언라인(mid-cheek groove)	움푹함·주름·늘어짐
뺨	주름·늘어짐·홀쭉함
팔자주름선	주름·늘어짐
입 주위	세로주름·늘어짐·입꼬리처짐
마리오네트라인(불독라인)	주름·늘어짐
아래턱·목	주름·늘어짐
페이스라인	주름·늘어짐
안색	
잡티	
다크서클	푸른다크서클·검은다크서클(색소침착에 의한 다크서클)
기미	뺨·눈가
거친 피부	이마·뺨·코·아래턱

3 주름·늘어짐의 침 치료

3-1. 중안면·하안면의 침 치료

중안면·하안면은 팔자주름선의 주름과 늘어짐, 마리오네트라인과 같이 노화에 수반되는 호소가 많은 부위이다. 입 주위뿐 아니라 입술이 항중력 방향으로 운동할 수 없게 됨에 따라 볼의 지방이 처지게 되고, 눈 아래 피부의 하수로 이어지기도 한다. 따라서 눈 주위나 미간 등 상안면에 호소가 있는 경우에도 중안면·하안면의 치료를 먼저 실시하면 효과가 좋다. 침 치료를 실시할 때의 주의점은 51쪽을 참조하기 바란다.

(1) 하악부

팔자주름선이나 마리오네트라인에 직접 자침하지 않고 구각하제근 상의 삼차신경-하악신경의 이공(Mental foramen) 부근에 자침을 한다. 이것은 팔자주름선과 마리오네트라인의 원인이 되는 근육의 구축을 개선한다. 구각하제근은 삼차신경-하악신경의 이공 부근이기 때문에 자침하게 되면 높은 혈관확장 효과를 얻을 수 있다.

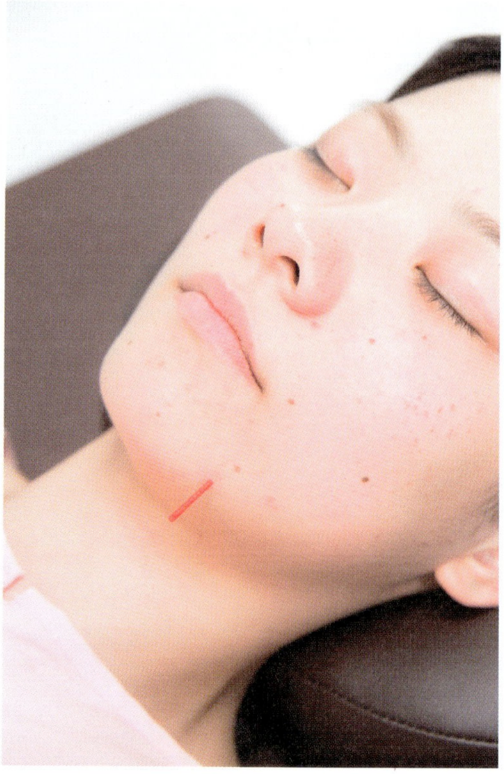

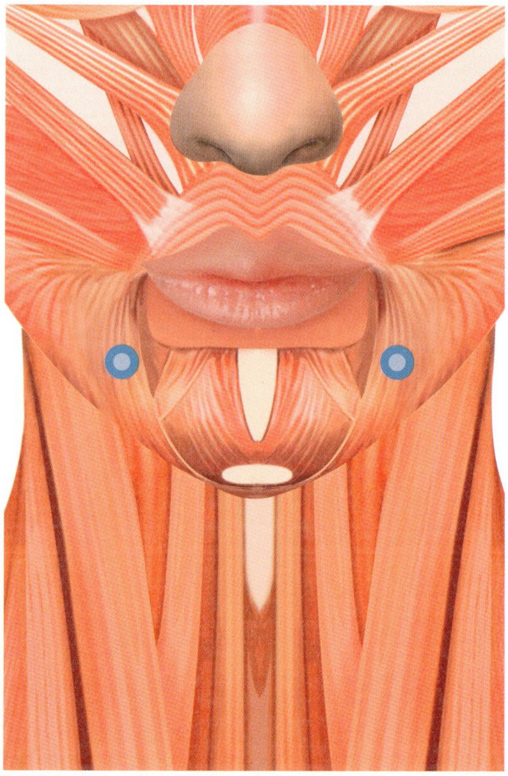

양쪽 구각하제근의 근복에 10mm 정도, 근섬유에 평행이 되도록 사자한다. 마리오네트라인이 보일 경우에 그 약간 바깥쪽의 근육이 구각하제근이다

【효과】
마리오네트라인의 주름·늘어짐, 입꼬리 처짐, 입꼬리 주름, 팔자주름선의 주름·늘어짐

【사용침】
0.16mm(1번) ×15mm*

---

* 일본의 미용침에서는 세이린(セイリン)의 J15SP/J15-type을 주로 사용하는데, 그 규격은 다음과 같다.

No.	03	02	01	1	2	3
직경(mm)	0.10	0.12	0.14	0.16	0.18	0.20
15mm / 30mm / 40mm / 50mm / 60mm						

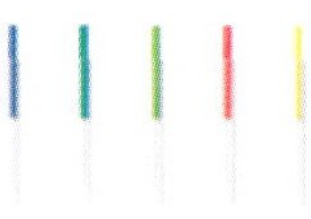

(2) 볼에 대한 자침(협근, 교근인대 부근)

볼에 대한 자침은 교근인대(masseteric ligament) 부근의 협근에 자침한다. 환자에게 입꼬리를 올리지 않으면서 입술을 가로로 당기게끔 할 때(혹은 어금니를 악물도록 할 때), 움푹함을 확인할 수 있는 장소가 교근인대의 위치이다. 교근인대 부근의 근육(협근)이 구축되어 있을 경우, 구강 내에서의 촉진(54쪽 참조)을 통해서 교근인대의 바깥쪽에 구축되어 있는 협근의 근복을 확인할 수 있다.

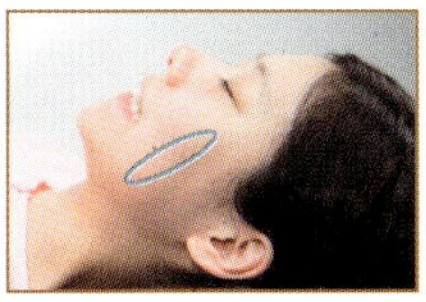

【효과】
볼의 주름·늘어짐·홀쭉함, 팔자주름선의 주름·늘어짐, 페이스라인의 늘어짐

【사용침】
0.16mm(1번)×15mm

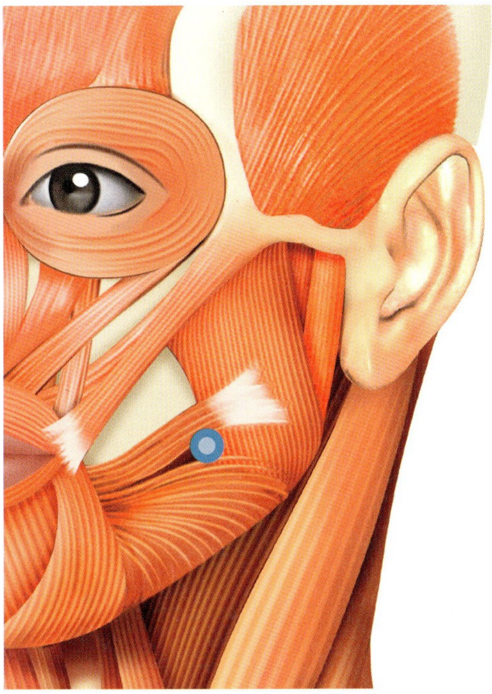

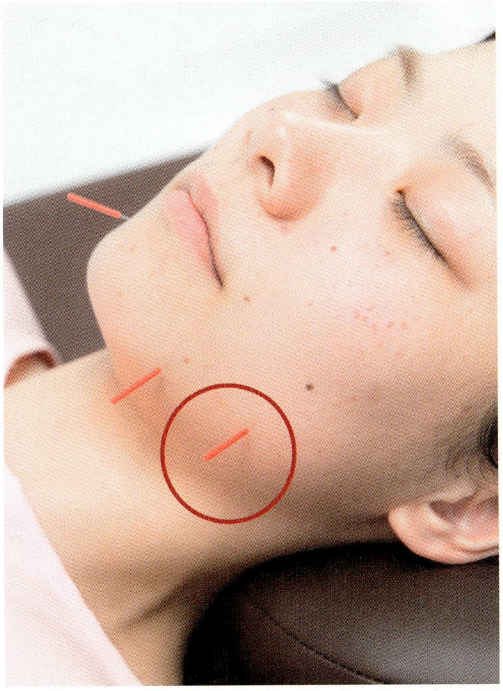

환자에게 어금니를 악물게 하여 교근의 근복을 확인하고, 움푹한 곳인 교근인대 부근의 바깥쪽에 있는 협근에 10mm 정도 직자한다

+α 치료

▲ 사각턱, 페이스라인(교근)

사각턱이 신경 쓰인다고 하는 환자에게는 교근에 대한 자침도 실시한다. 근육이 이완되어 있는 상태로 하악골의 근복을 꽉 눌러서 구축되어 있는 장소에 자침하면 좋다. 전체적으로 구축되어 있는 경우에는 근섬유에 대해 수직으로 사자斜刺를 하여 교근의 근복 전체에 효과가 고루 미치게끔 한다. 자극이 강하므로 자침에 주의가 필요하다.

【사용침】
0.18mm(2번) 혹은 0.20mm(3번)×50mm

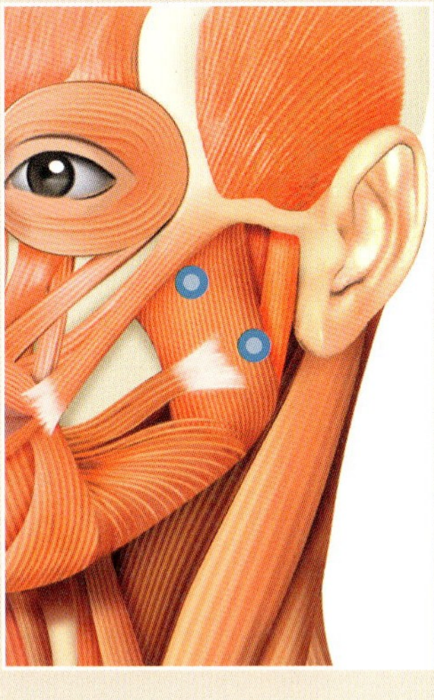

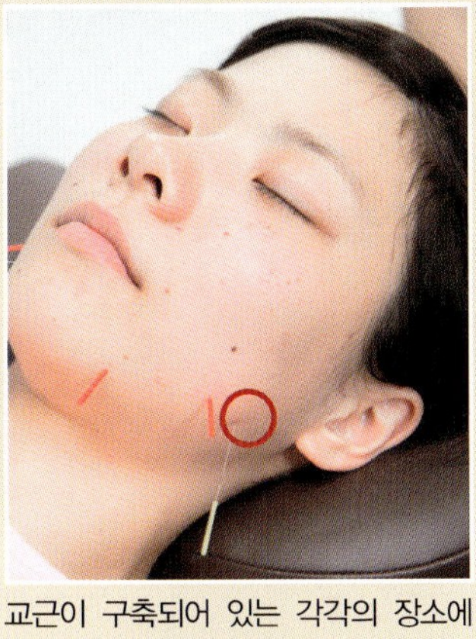

교근이 구축되어 있는 각각의 장소에 10~30mm 정도, 근육에 사자한다

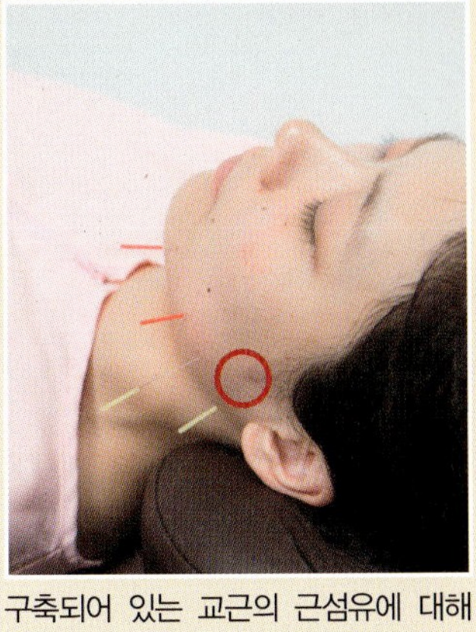

구축되어 있는 교근의 근섬유에 대해 10~20mm 정도, 근섬유에 수직으로 자침한다

(3) 협골상부(협골인대 부근)

협골에 있는 인대인 협골인대(zygomatic ligament) 부근에 자침한다. 구강 내에서의 촉진(54쪽 참조)을 통해서 인디언라인 아래에 구축되어 있는 상순거근군의 근복을 확인할 수 있으므로 그 장소의 구축을 잡는다. 구축된 인디언라인 하부의 경결·압통점에 평행으로 1~3개씩 자침한다. 효과적으로 혈관확장 효과를 얻기 위해서 삼차신경의 안와하신경공(infraorbital foramen) 부근에 자침한다.

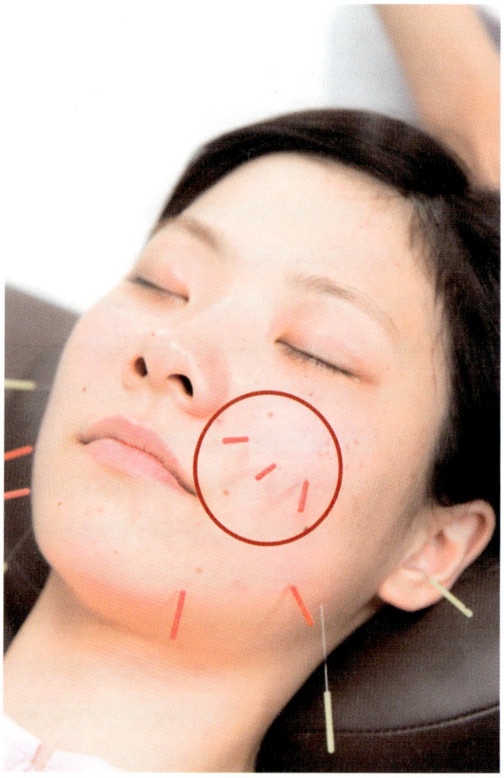

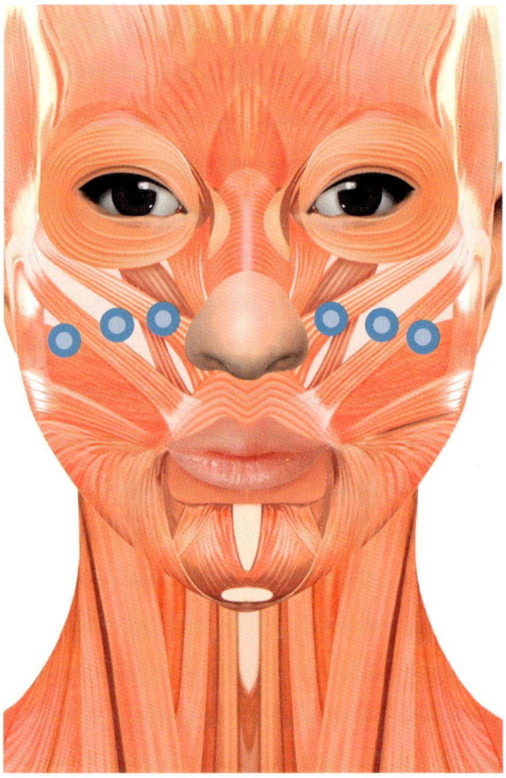

【효과】
인디언라인(mid-cheek groove)의 움푹함·주름·늘어짐, 볼의 주름·늘어짐·홀쭉함, 팔자주름선의 주름·늘어짐, 페이스라인의 늘어짐

【사용침】
0.16mm(1번) ×15mm

인디언라인 아래의 경결부에서 취혈하고 10mm 정도 직자로 자침한다. 인디언라인보다 상부의 안와부는 피부가 얇고 출혈이 쉽게 일어나므로 자침을 피한다

3-2. 상안면의 침 치료

상안면은 눈의 아래와 같이 항중력근으로 인해 운동하지 못하여 늘어짐이 발생한 경우나 이마·미간과 같이 과도하게 사용한 탓에 근육이 구축되어 주름이 발생한 경우 등이 있다. 장소에 따라 그 발생기전에 큰 차이가 있으므로 치료에 주의가 필요하다.

(1) 미간부(추미근·삼차신경의 상안신경 부근)

미간에 자침한다. 미간의 중앙에서부터 눈썹 내측단에 걸쳐서 지압하듯이 촉진하면 구축된 근복을 촉진할 수 있으므로 그곳에서 취혈한다. 주름이 크게 두드러지지 않을 경우에는 삼차신경의 안와상공(supraorbital foramen) 부근에 횡자하더라도 좋다. 자극이 강한 장소이기 때문에 자침에 주의가 필요하다.

【효과】
미간의 주름, 눈의 안쪽의 주름
【사용침】
0.16mm(1번)
×15mm

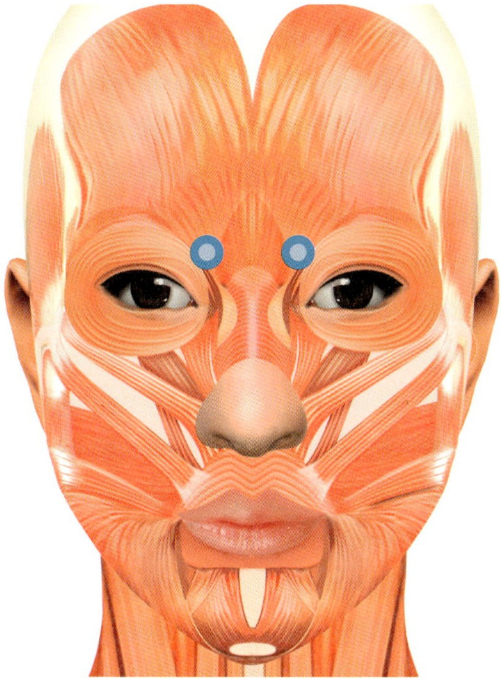
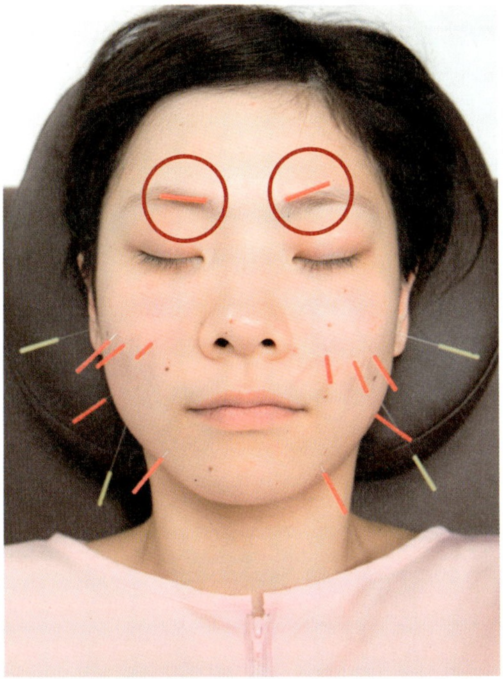

주름의 외측으로부터 내측을 향하여 10mm 정도, 추미근에 평행이 되도록 횡자한다

+α 치료

▲ 미간의 깊은 주름(추미근)

위의 내용에 덧붙여서, 미간의 주름이 깊을 경우에는 위와 같은 기본 자침을 실시한 뒤 추미근이 솟아올라서 구축되어 있는 장소의 바깥쪽으로부터 근복 전체에 걸쳐서 횡자를 실시한다.

【사용침】
0.16mm(1번)
×40mm

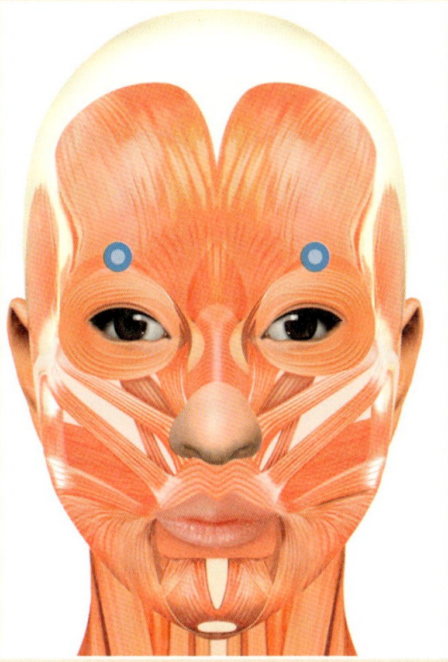
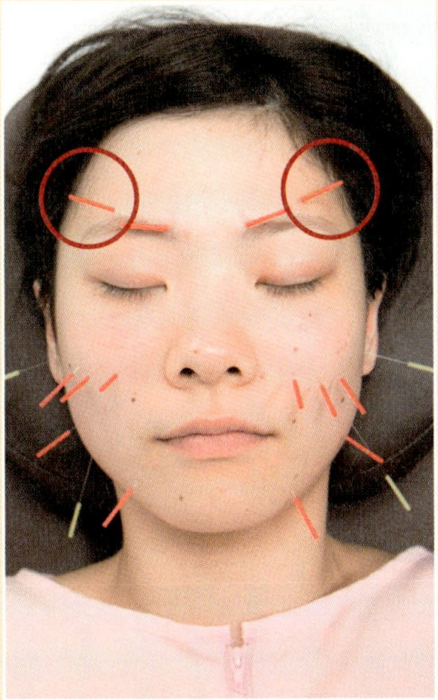

상술한 미간부 자침의 바깥쪽으로부터 부풀어 올라 있는 장소를 향하여 20~30mm 정도 횡자한다

(2) 전두부에 대한 자침

전두근에 자침한다. 주름이 그다지 눈에 띄지 않을 경우에는 모발의 발제에서 전두근이 모상건막으로 이행되는 곳 부근에 사자한다. 주름이 두드러질 경우에는 주름이 존재하는 장소의 근육이 구축되어 있으므로 주름의 아래를 지나도록 수직으로 자침을 추가한다.

【사용침】
0.16mm(1번)
×15mm

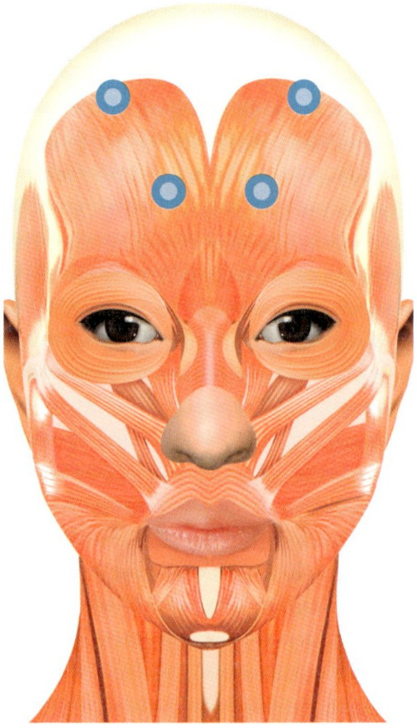

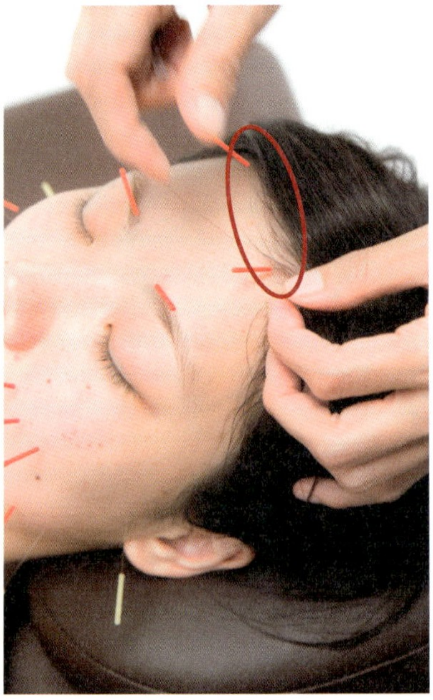

주름에 대해 수직으로 10mm 정도 사자한다

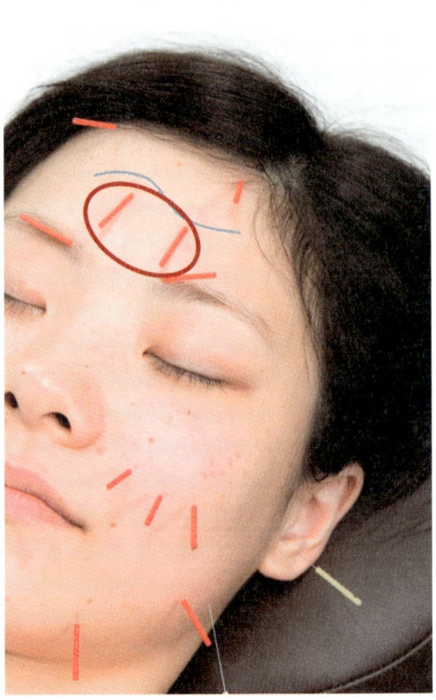

주름이 두드러질 경우에는 10mm 정도, 주름에 대해 수직으로 자침한다

✚α 치료

▲ 이마의 깊은 주름(모상건막, 측두근막)

모상건막과 측두근막에 자침한다. 모상건막과 측두근막이 구축되어 있으면 근막 전체가 위쪽이나 위바깥쪽으로 견인되기 쉬워져서 전두근의 긴장을 야기하게 되고 이마 주름의 원인이 된다. 측두근막, 모상건막 모두 두개골을 따라 횡자한다.

【사용침】
0.18mm(2번) 혹은
0.20mm(3번)×
50mm

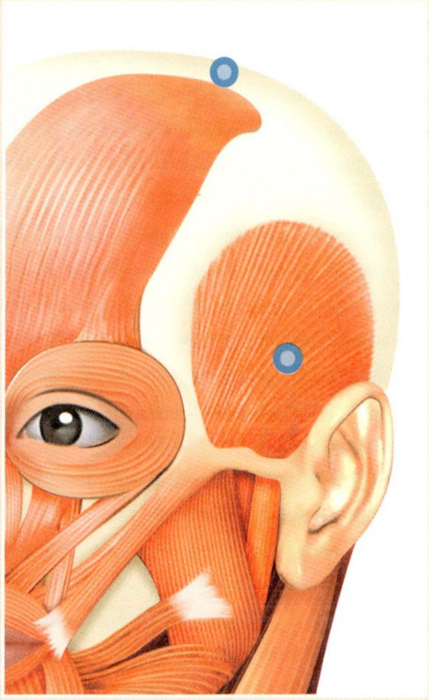

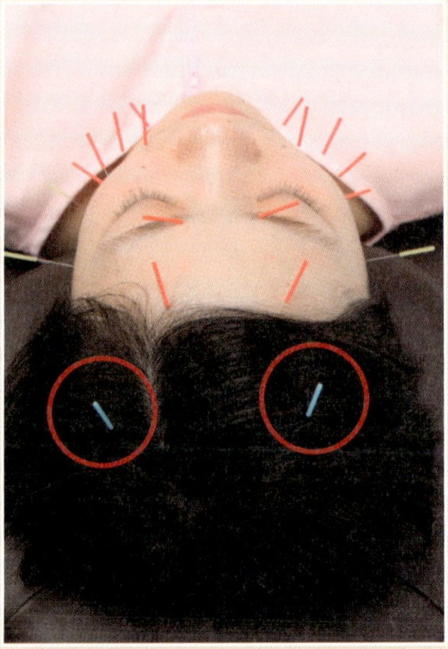

모상건막에 평행이 되도록 횡자한다

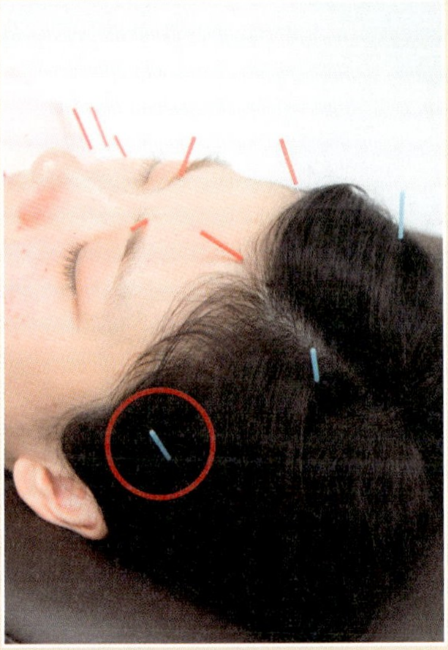

측두근막에 수직이 되도록 횡자한다

4 SMAS 치료

유침하는 시간을 활용해서 원침圓鍼, 손가락 끝 혹은 시침鍉鍼의 뒷면을 사용하여 표재성근막(SMAS)(40쪽)을 바로잡는다. 얼굴의 결림*으로 단단함이 느껴질 경우에는 문지르지 말고 지압하듯이 태핑(tapping)을 지속하여 결림이 풀리면 멈춘다.

SMAS 치료는 발침하기 전에(즉 유침하는 동안) 실시한다. 치우쳐 있는 표재성근막을 원래의 위치로 되돌린다는 것을 의식하면서 실시하도록 한다. 안면부의 결림으로 단단함이 느껴질 경우에는 지압이나 원침을 사용해서 문지르지 말고 지압하듯이 태핑(tapping)을 지속하여 결림이 풀리면 멈추고 발침한다.

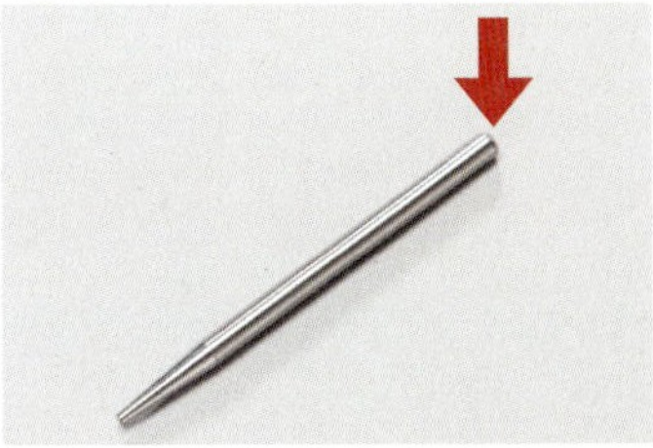

이 책에서는 시침의 뒷면을 사용한다. 너무 강하게 누르지 않도록 주의한다

4-1. 중·하안면의 SMAS 치료

(1) 하악부·교근인대·교근·협골상부

입꼬리의 위치가 검은자위의 안쪽과 턱에서 코까지 길이의 위쪽 3분의 1로 이동하도록 미안율(45쪽)에 맞추어 볼을 손바닥으로 가볍게 민다. 아래로부터 위를 향하여 표면근막의 위치가 바로잡히도록 태핑(tapping)을 실시한다. 태핑의 방향은 볼의 융기가 높아지는 방향으로 실시한다. 인디언라인의 위는 태핑하지 말고 위아래의 구축된 근육을 풀어주는 목적으로 실시한다.

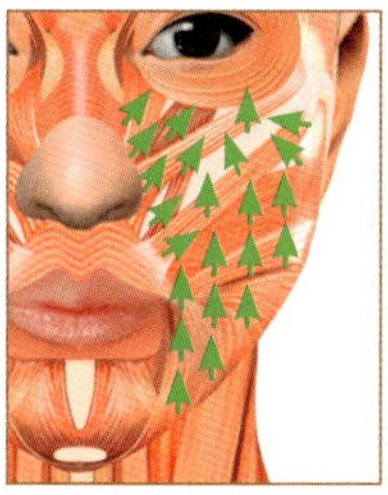

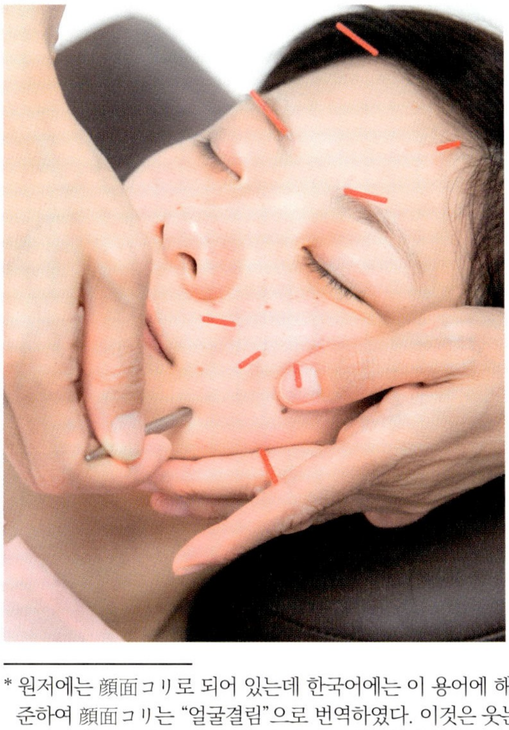

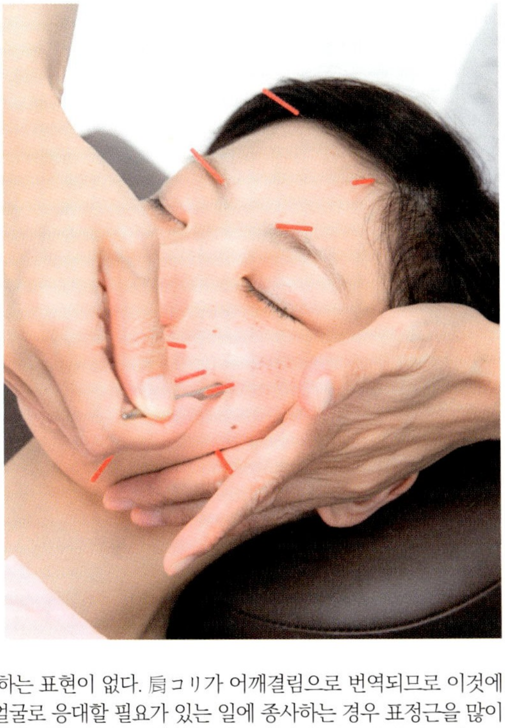

* 원저에는 顔面コリ로 되어 있는데 한국어에는 이 용어에 해당하는 표현이 없다. 肩コリ가 어깨결림으로 번역되므로 이것에 준하여 顔面コリ는 "얼굴결림"으로 번역하였다. 이것은 웃는 얼굴로 응대할 필요가 있는 일에 종사하는 경우 표정근을 많이 사용하게 됨에 따라 얼굴의 근육이 피로해져서 단단해진 상태가 된 것을 뜻한다. 얼굴결림은 표정근에 의해 발생하는 경우가 많지만 통증 등이 심하지 않은 경우에는 근육량이 적어진 것에 기인하기도 한다.

(2) 입술주변부

입꼬리의 위치가 검은자위의 안쪽과 턱에서 코까지 길이의 위쪽 3분의 1로 이동하도록 볼을 손바닥으로 가볍게 민다. 그 위치를 유지하면서 팔자주름선, 마리오네트라인의 안쪽에서부터 윗입술의 융기가 높아지는 방향으로 근막의 위치가 바로잡히도록 태핑을 실시한다.

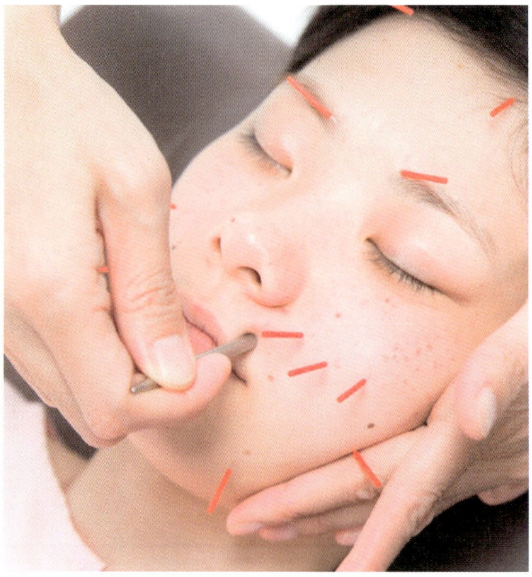

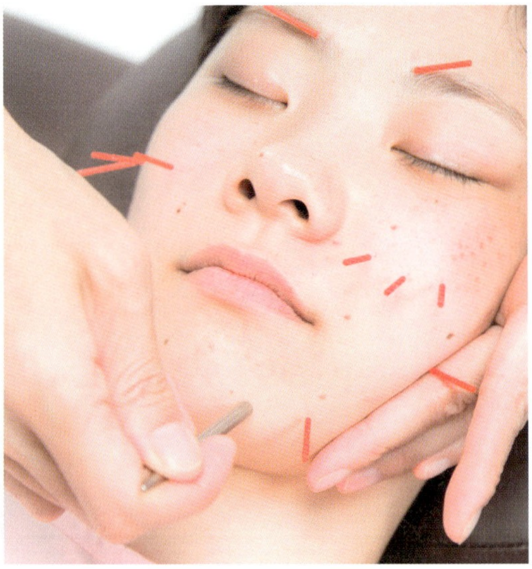

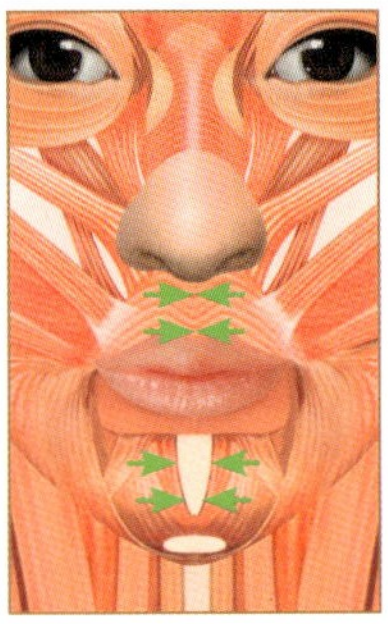

4-2. 상안면의 SMAS 치료

(1) 눈의 아래·눈가

눈초리의 위치가 콧방울과 눈썹꼬리를 잇는 선상으로 이동하도록 미안율의 이미지에 맞추어 볼을 손바닥으로 가볍게 민다. 그 위치를 유지하면서 아래쪽에서부터 표면 근막의 위치가 바로잡히도록 태핑을 실시한다.

태핑의 방향은 눈의 안쪽은 위바깥쪽으로, 눈가 쪽은 위안쪽으로 실시하는데 눈가 쪽으로 관자놀이의 살집이 나오는 것과 같은 방향으로 실시한다. 인디언라인의 위는 태핑하지 말고, 움푹한 곳 상부의 구축된 근육을 풀어주는 목적으로 실시한다.

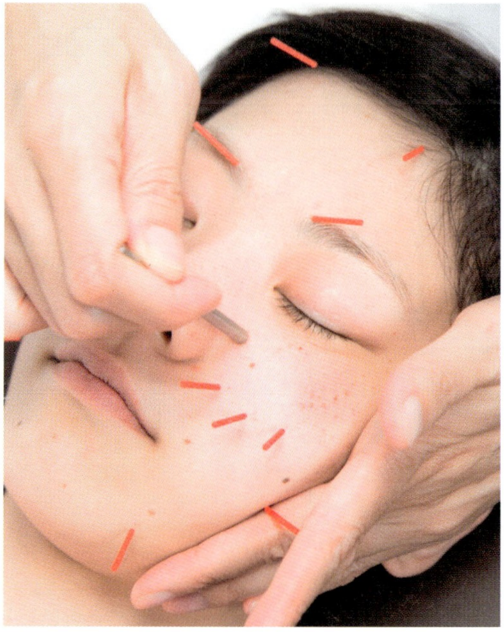

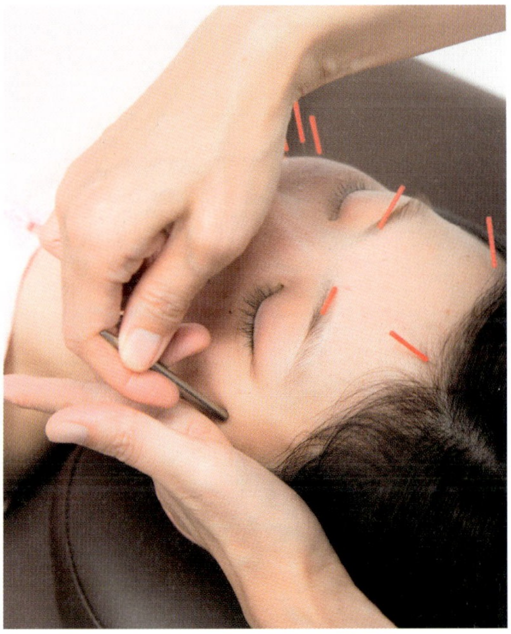

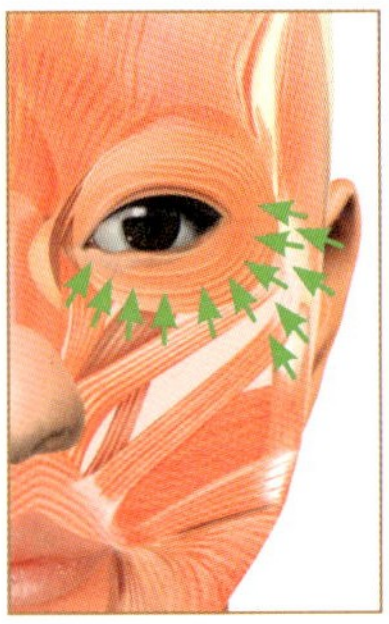

(2) 미간, 눈의 안쪽, 코뿌리

눈썹이 얼굴 길이의 위쪽 3분의 1에 오도록 이마나 눈썹의 외측단, 내측단을 가볍게 민다. 그 위치를 유지하면서 아래쪽에서부터 표면 근막의 위치가 바로잡히도록 태핑을 실시한다.

태핑의 방향은 코뿌리는 위쪽으로 눈의 안쪽은 바깥쪽으로 실시하고, 미간은 중앙에서부터 눈썹 위를 따라가듯이 실시한다.

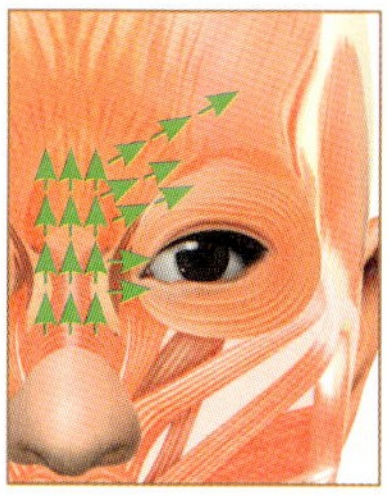

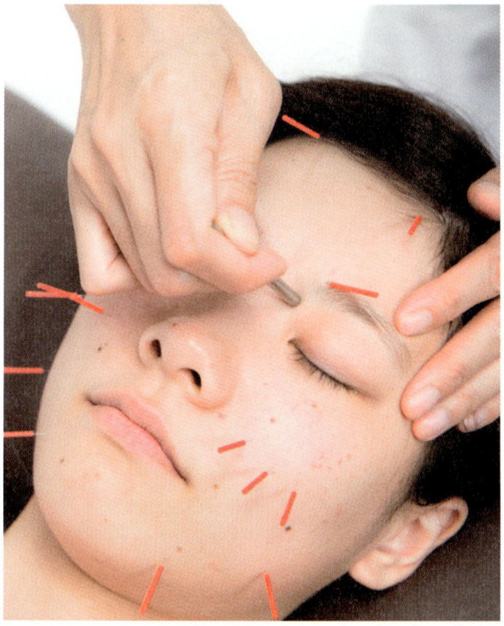

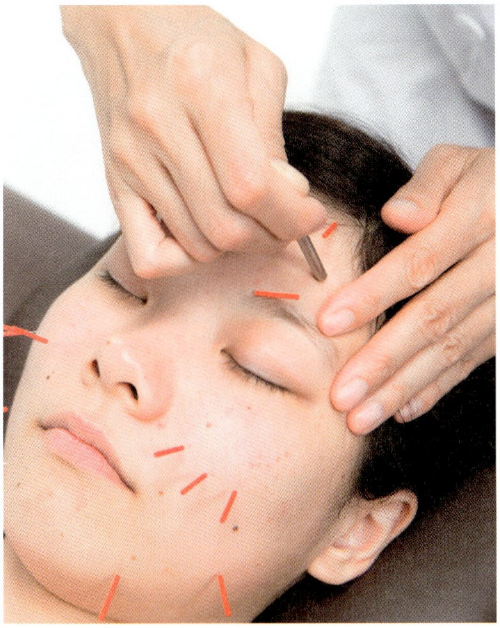

(3) 이마·두피

눈썹이 얼굴 길이의 위쪽 3분의 1에 오도록 이마나 눈썹의 외측단, 내측단을 가볍게 민다. 위쪽에서부터 표면 근막의 위치가 바로잡히도록 태핑을 실시한다. 마지막으로 두피가 앞뒤로 움직이도록 파악유날을 실시한다. 태핑의 방향은 주름을 두드리지 않도록 위로부터 아래를 향하여 실시한다.

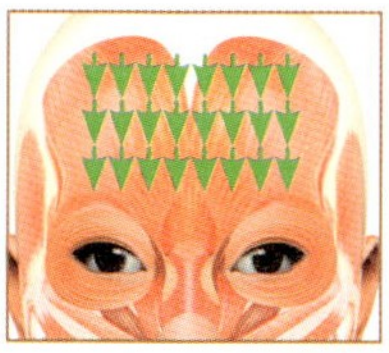

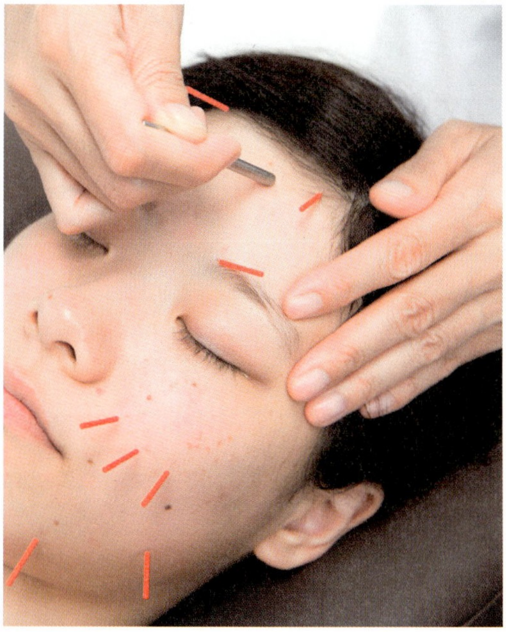

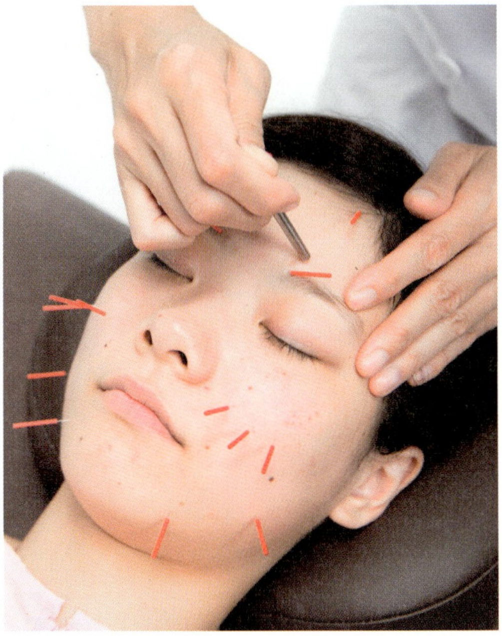

5 PNF 트레이닝

SMAS 치료 후 발침하고 PNF(Proprioceptive Neuromuscular Facilitation) 트레이닝을 실시한다.* 이것은 주운동·보상운동의 평가(57쪽 참조) 및 셀프트레이닝(91쪽 참조)과 대응하고 있으므로, 주운동 MMT 0~1, 보상운동(++)~(+)의 부위에 대해 침 치료, SMAS 마사지를 실시한 뒤 PNF 트레이닝을 실시하고 나아가서 셀프트레이닝까지 지도하면 예후가 좋다. 지시를 입으로 말하면서 실시하도록 하면 청각을 통한 반응도 확인할 수 있다. 눈을 뜨고 실시할 수 있는 트레이닝은 환자에게 거울을 들게 하여 실시한다.

5-1. 중·하안면의 PNF 트레이닝

(1) 상순·구각거상운동

상순·구각거상운동의 신경을 촉통함으로써 인디언라인(Mid-cheek groove)의 움푹함, 주름·늘어짐, 뺨의 주름·늘어짐·홀쭉함, 팔자주름선의 늘어짐, 마리오네트라인의 주름·늘어짐 개선효과를 기대할 수 있다.

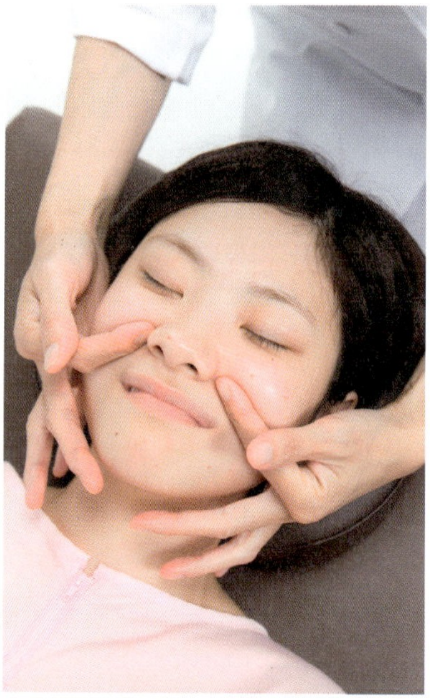

① 미안률을 의식하면서 입꼬리의 위치가 검은자위의 안쪽과 아래턱에서 코 아래까지 길이의 위쪽 3분의 1로 이동하도록 검지로 볼을 가볍게 민다

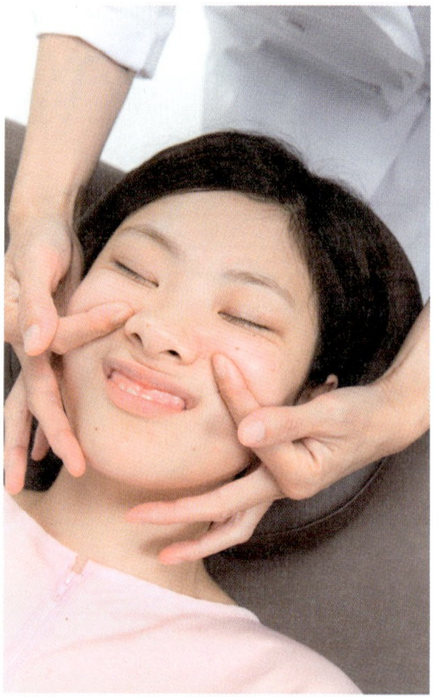

② "위쪽의 앞니와 잇몸이 보이도록 뺨을 들어 올려보세요"라고 지시한다. PNF의 구두 입력(말로 전한다)을 응용하여 환자에게 움직임을 귀로도 확실히 이해시킨다

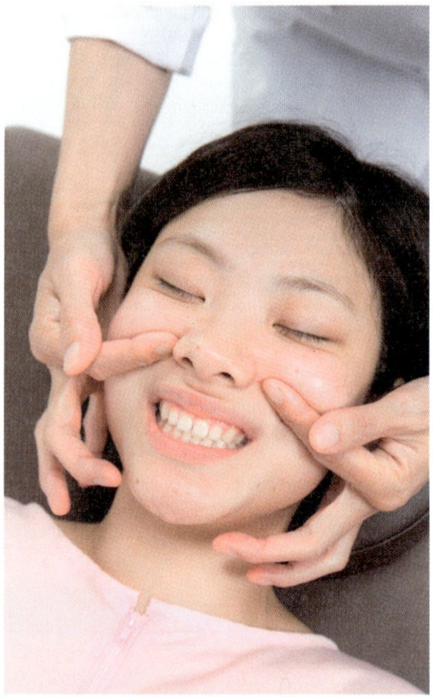

③ 그 움직임과 동시에 손가락으로 위쪽 혹은 위 바깥쪽으로 보조운동을 실시한다. 윗입술을 벌리는 보상운동이 일어나고 있지는 않은지에 주의한다. 보상운동이 확인되면 그 장소를 손가락으로 누르고 실시한다(보상운동의 억제방법에 대해서는 59쪽을 참조)

* PNF(Proprioceptive neuromuscular facilitation)는 '고유수용성 신경근 촉진법'으로 번역되는 용어로서, 고유수용기의 자극을 통해 신경근육계의 반응을 촉진 또는 증대시키는 치료방법으로 정의된다.

(2) 상순수축(모음)운동

상순수축(모음)운동을 통해 입 주위의 세로주름·늘어짐, 입꼬리의 처짐, 팔자주름선의 개선효과를 기대할 수 있다.

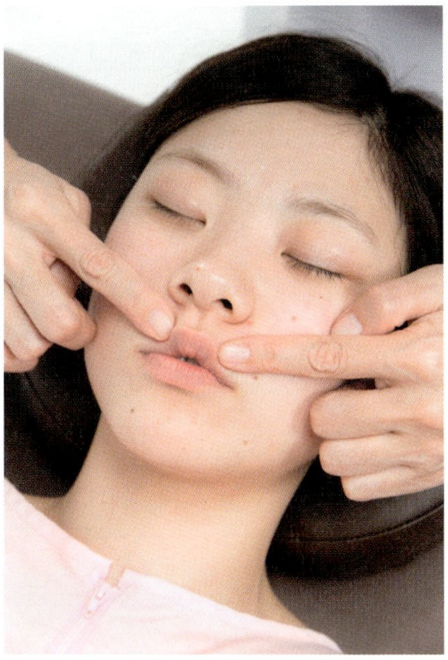

① 미안율을 의식하면서 입꼬리의 위치가 검은자위의 안쪽과 아래턱에서 코 아래까지 길이의 위쪽 3분의 1로 이동하도록 검지로 팔자주름선 안쪽 윗입술을 가볍게 누른다

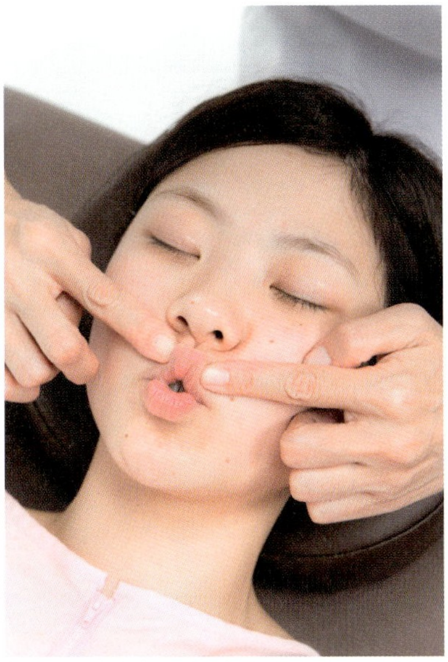

② "콧구멍 아래의 정중앙에 힘을 줘서 입술을 오므려보세요"라고 지시한다. 그 움직임과 같이 하여 손가락으로 정중앙 방향으로 보조운동을 실시한다

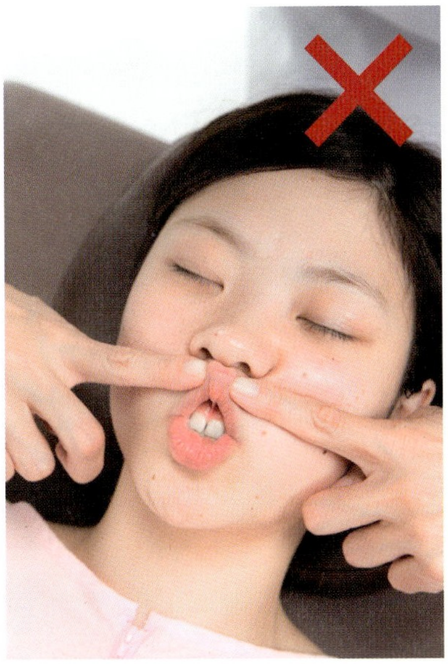

③ 아랫입술을 닫는 보상운동이 강하지는 않은지에 주의한다. 보상운동이 확인되면 그 장소를 손가락으로 누르고 실시한다(보상운동의 억제방법에 대해서는 60쪽을 참조). 인중구를 너무 강하게 모으지 않는다

(3) 상순외반운동

상순외반운동을 통해 입 주위의 세로주름·늘어짐, 입꼬리의 처짐, 마리오네트라인에 대한 효과를 기대할 수 있다.

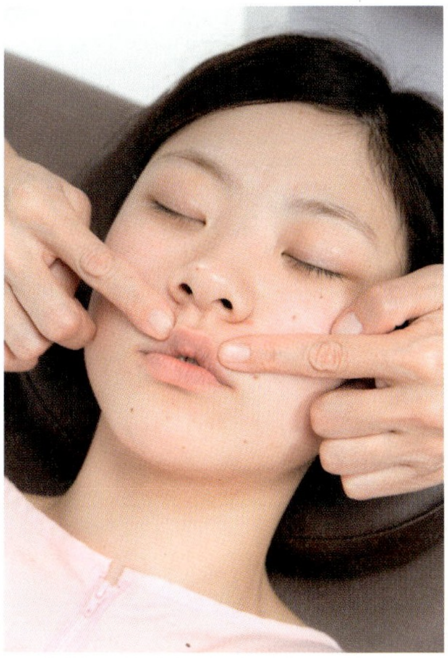

① 미안율을 의식하면서 입꼬리의 위치가 검은자위의 안쪽과 아래턱에서 코 아래까지 길이의 위쪽 3분의 1로 이동하도록 검지로 팔자주름선 안쪽의 윗입술을 가볍게 누른다

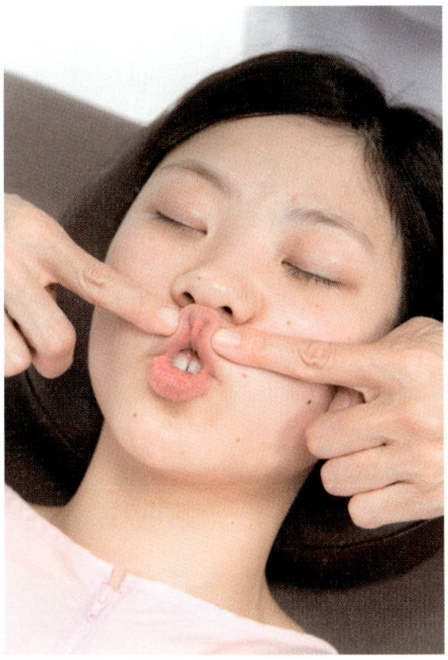

② "윗입술 끝이 코끝에 닿도록 올리고 젖혀보세요"라고 지시한다. 그 움직임과 같이 하여 손가락으로 중앙 방향으로 보조운동을 실시한다

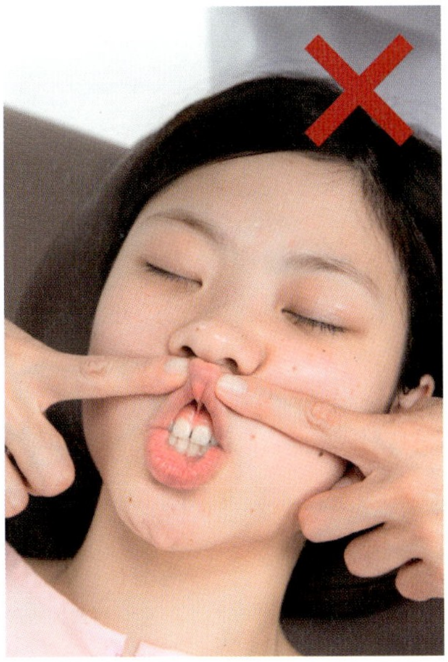

③ 아랫입술을 닫는 보상운동이 강하지는 않은지에 주의한다. 보상운동이 확인되면 그 장소를 손가락으로 누르고 실시한다(보상운동의 억제방법에 대해서는 61쪽 참조). 인중구가 만들어진 상태를 그대로 유지한다

5-2. 상안면의 PNF 트레이닝

(1) 하안검운동

하안검운동을 통해 미간의 주름, 코뿌리의 주름, 눈 하부의 주름·늘어짐, 눈의 안쪽 주름에 대한 효과를 기대할 수 있다.

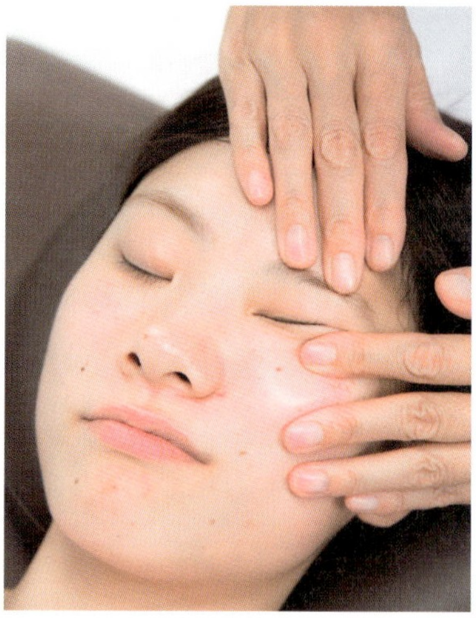

① 눈초리의 위치가 콧방울과 눈썹을 이은 선상에 위치하도록 인디언라인을 손가락으로 집어올리고 검지로 눈초리의 아래를 가볍게 누른다

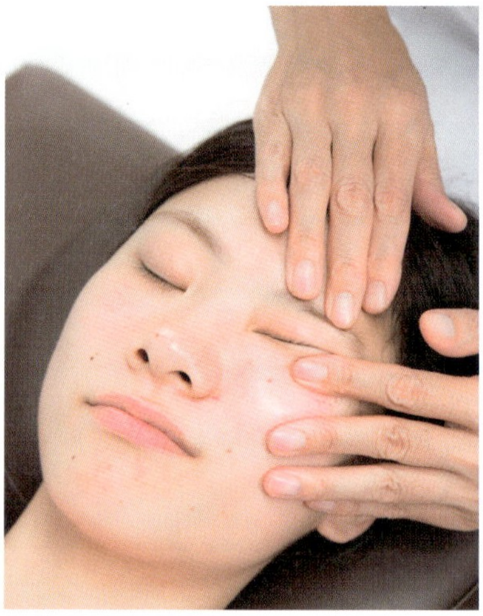

② "눈초리 쪽의 아래눈꺼풀이 올라가도록 눈을 꽉 감아보세요"라고 지시한다. 그 움직임과 동시에 눈초리 아래를 누르고 있던 손가락으로 위쪽으로 보조운동을 실시한다.

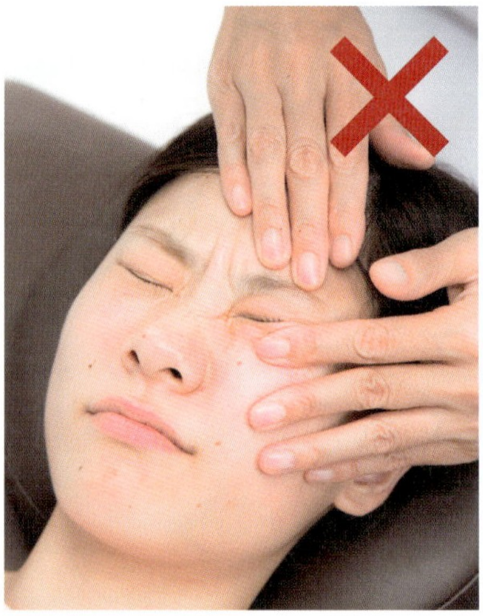

③ 미간을 모으는 보상운동이 일어나고 있지는 않은지에 주의한다. 보상운동이 확인되면 손가락으로 누르고 실시한다(보상운동의 억제방법에 대해서는 62쪽 참조)

(2) 상안검운동

상안검운동을 통해 이마의 주름, 눈 상부의 주름·늘어짐·움푹함에 대한 효과를 기대할 수 있다. 시침을 사용하여 보조운동을 실시한다.

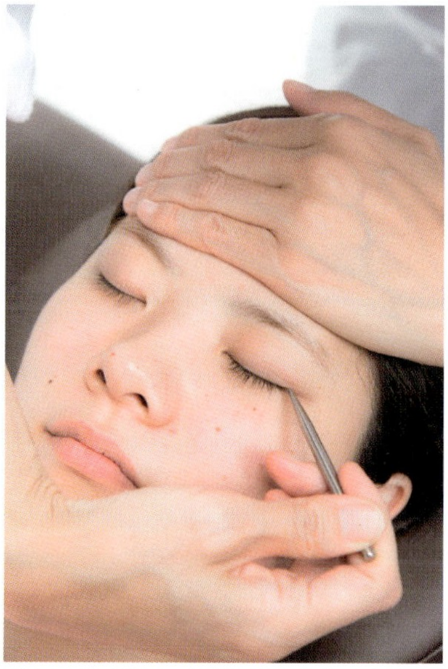

① 눈썹의 위치가 이마의 발제에서 아래턱까지 길이의 위쪽 3분의 1로 이동하도록 손바닥으로 이마를 가볍게 누른다. 위눈꺼풀 바깥쪽의 속눈썹이 나 있는 어두운 곳을 시침 등으로 살짝 접촉한다

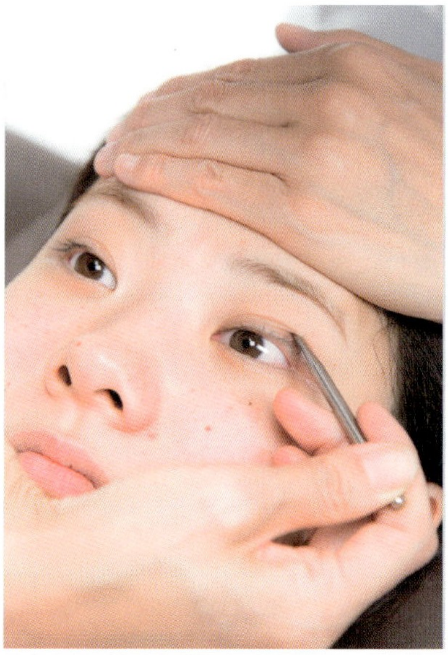

② "이마를 올리지 않도록 하면서 눈을 크게 떠보세요"라고 지시한다. 그 움직임과 함께 시침을 위쪽으로 올려 보조운동을 실시한다. 안구를 절대 압박해서는 안 된다. 눈썹을 올리는 보상운동이 강하지는 않은지에 주의한다

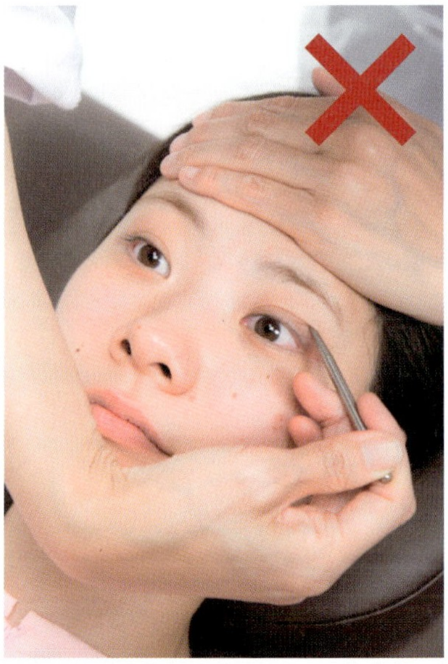

③ 보상운동이 확인되면 그 장소를 손바닥으로 누르고 실시한다(보상운동의 억제방법에 대해서는 63쪽을 참조)

6 마사지

PNF 트레이닝을 실시한 뒤 치료 전에 실시한 구축도 평가(54쪽 참조) 때보다 어느 정도로 구축도가 경감되었는지 확인하면서 실시하면 이해하기가 쉽다. 또 환자에게는 셀프트레이닝으로서의 마사지(91쪽)도 아울러 지도하면 예후가 좋다.

6-1. 구강 내 마사지

구강 내 마사지는 입꼬리의 주름, 입꼬리의 처짐, 인디언라인(mid-cheek groove)의 움푹함, 뺨의 주름·늘어짐·홀쭉함, 팔자주름선의 주름·늘어짐, 페이스라인의 늘어짐에 효과가 있다. 입꼬리 바깥쪽 1cm 정도에 있는 두께가 있는 부분(볼굴대)을 잡아서 입꼬리가 황금비율의 위치에 오도록 이동시킨다. 라텍스제의 글러브를 사용하여 구강 안에 검지를 넣고 구륜근, 상순거근, 대소협골근, 구각거근, 소근, 협근, 구각·구순하제근, 광경근, 이근을 유날한다. 구축이 있는 경우에는 엄지를 피부 쪽에 고정하고 구강 안쪽의 검지를 움직여서 이지二指유날하면 좋다.

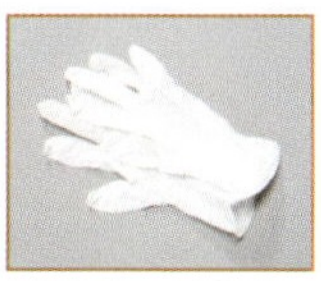
글러브는 파우더프리인 것을 사용한다. 라텍스 알레르기에 주의한다

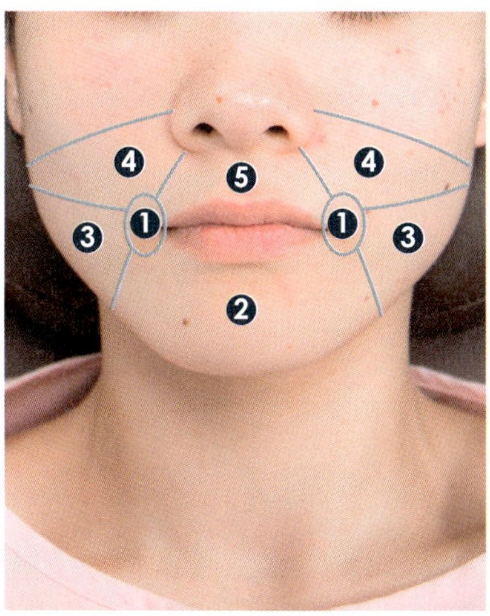

❶~❺의 영역으로 나누어 평가를 실시한다

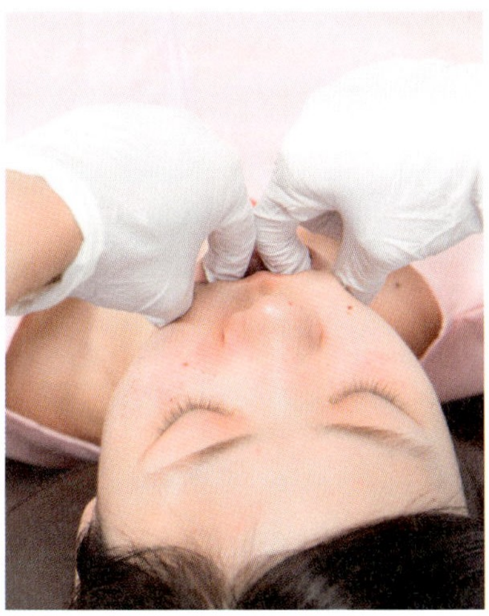
❶ 볼굴대(Modiolus)

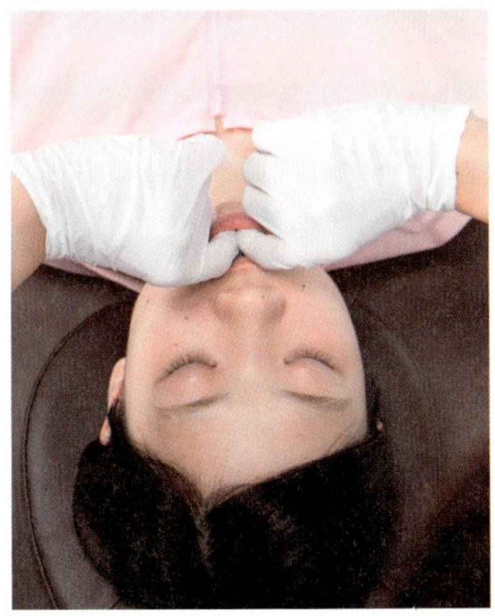
❷ 하구륜근, 구각 · 하순하제근, 광경근, 이근 영역

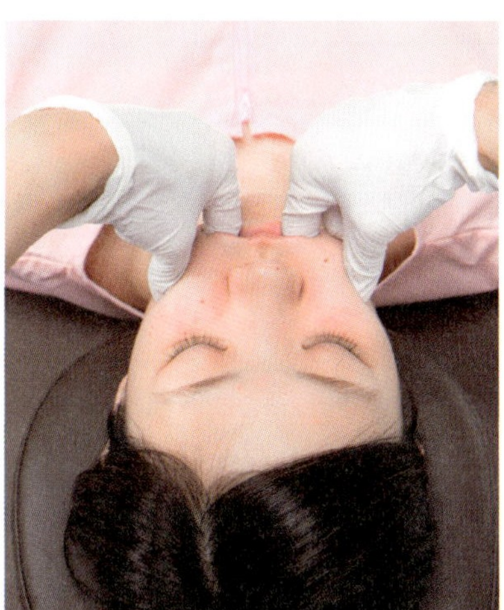
❸ 소근, 협근 영역

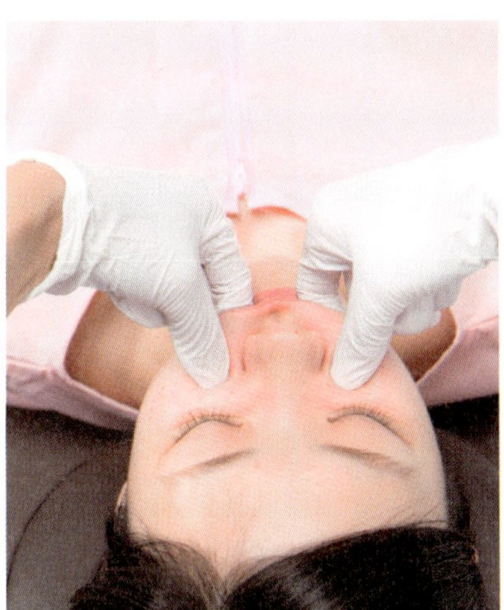
❹ 상순거근, 대소관골근, 구각거근 영역

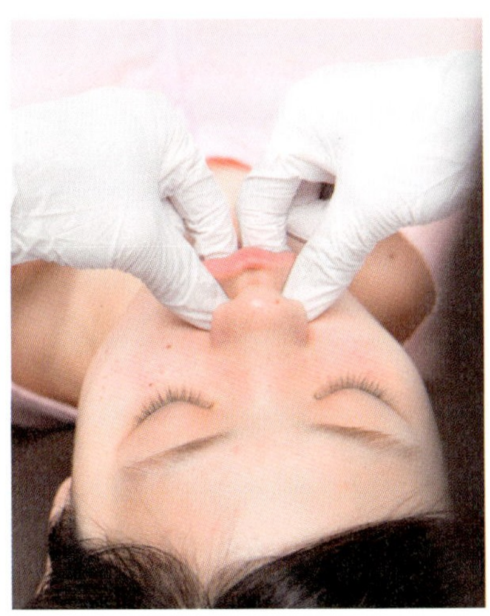
❺ 상구륜근 영역

6-2. 두피 마사지

두피의 모상건막과 측두근막을 파악유날한다. 모상건막과 측두근막이 구축되어 있으면 근막이 위쪽이나 위바깥쪽으로 견인되기 쉬워져서 전두근의 긴장을 야기하게 되고 이마 주름의 원인이 된다. 전발제로부터 후두부에 걸쳐서 두피가 앞뒤로 잘 움직이게 될 때까지 실시한다. 통증을 호소할 경우에는 유날하지 않고 파악하여 압박하기만 해도 좋다.

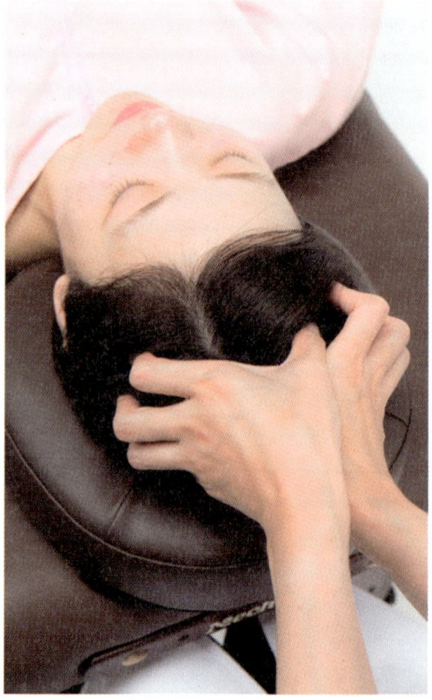

양손으로 두피를 잡고 압박하면서 앞뒤로 유날한다

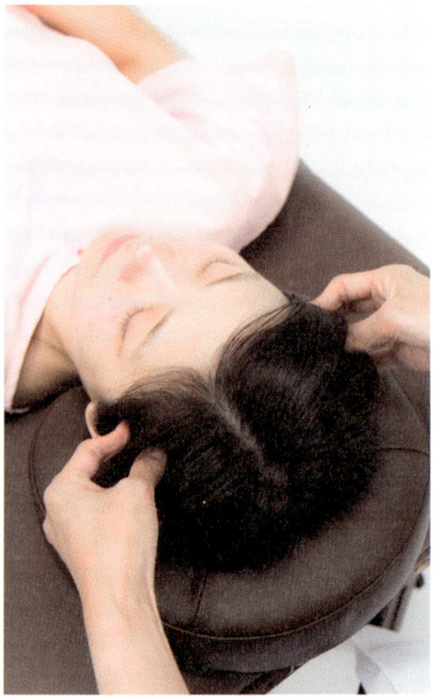

측두부의 두피를 잡고 압박하면서 앞뒤로 유날한다

7 자세교정

새우등과 같은 나쁜 자세는 페이스라인의 피부를 견인하여 젊은 사람에서도 주름·늘어짐의 증상이 발생하는 원인이 된다. 단자單刺, 스트레칭, 마사지를 실시하여 흉쇄유돌근·두판상근·경판상근·견갑거근·승모근·대흉근 등을 이완시키면 아래턱 및 목의 늘어짐·페이스라인의 늘어짐을 개선하는 데 효과가 있다.

7-1. 후경부·측경부의 단자

환자에게 앙와위에서 머리를 옆으로 회전한 자세를 취하게 하고, 후경부·측경부의 긴장되어 있는 근복에 단자單刺를 실시한다. 회전하였을 때 돌출되어 보이는 곳이 후경부의 긴장되어 있는 근복이다. 반대쪽의 측경부도 같은 방식으로 실시하 고 머리의 위치를 원래대로 되돌린다. 전경부에는 경동맥이 있기 때문에 자침하지 않는다.

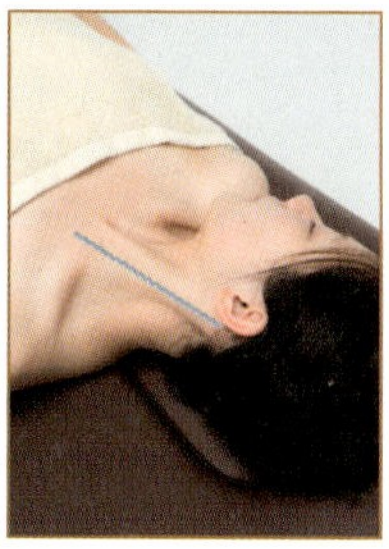

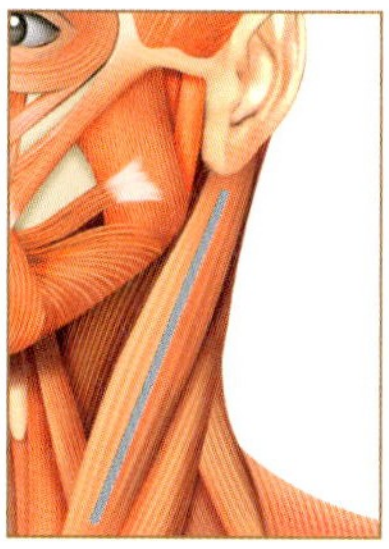

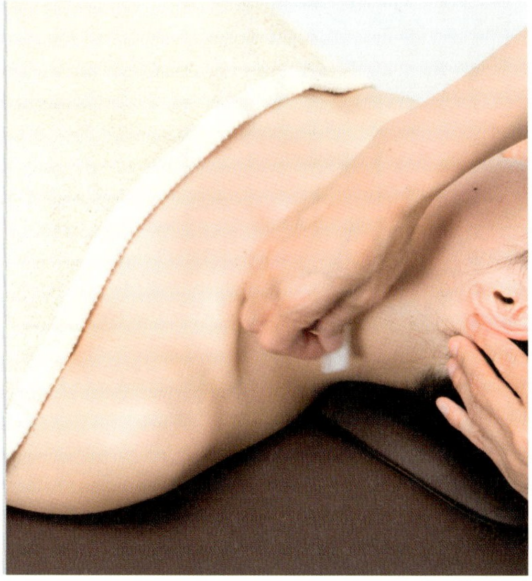

후경부 부근에 알코올 소독을 실시한다

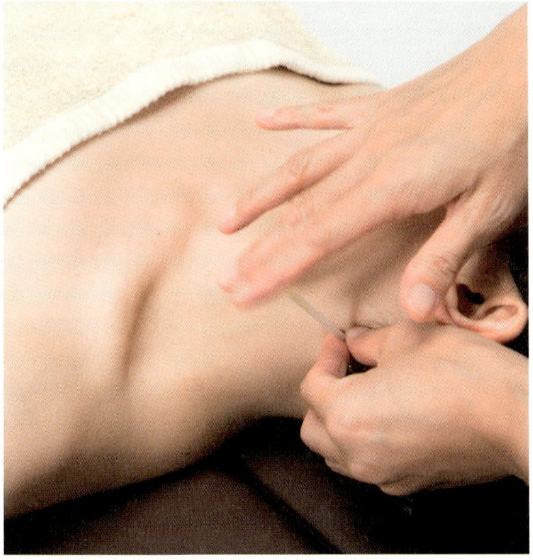

유양돌기 부근의 흉쇄유돌근·두판상근의 긴장부에 10mm 정도 단자한다

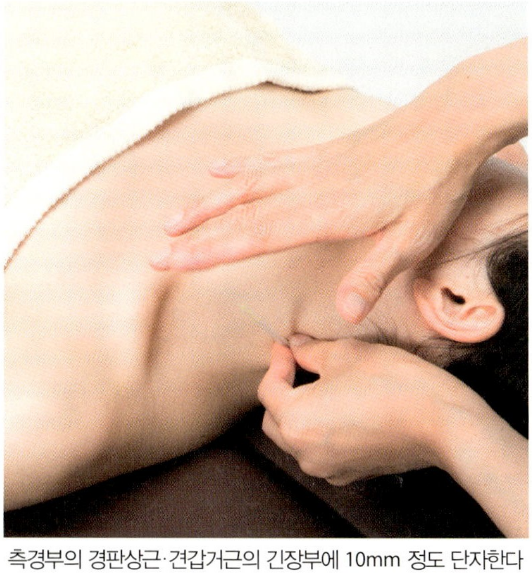

측경부의 경판상근·견갑거근의 긴장부에 10mm 정도 단자한다

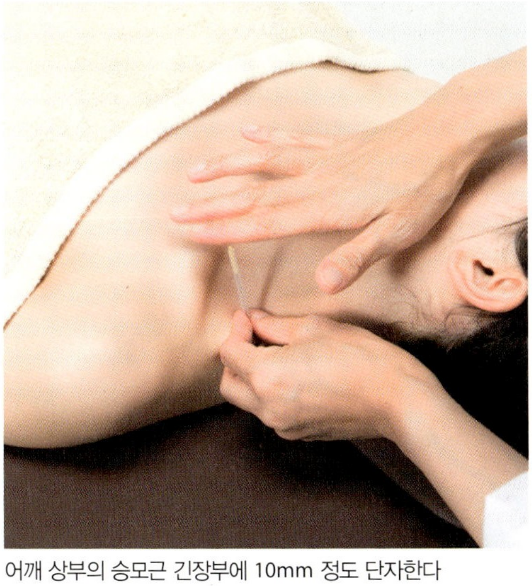

어깨 상부의 승모근 긴장부에 10mm 정도 단자한다

7-2. 대흉근의 파악유날

새우등의 원인이 되는 견관절의 내회전을 개선하기 위해 수관절과 주관절을 해부학적 위치에 두고 대흉근(pectoralis major)을 파악유날한다. 간지러움을 느낄 경우에는 무리해서 실시하지 않도록 하고 쇄골 아래의 대흉근의 긴장을 사지四指유날한다. 치료자가 남성일 경우에는 동의를 구하고 나서 실시할 것을 권한다.

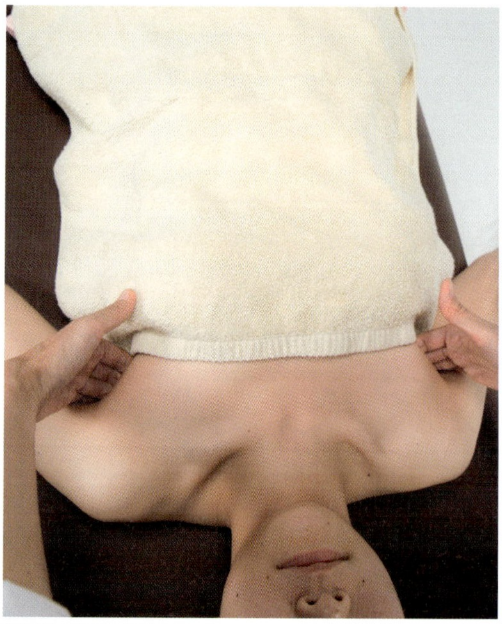
환자의 액와에 손을 넣는다

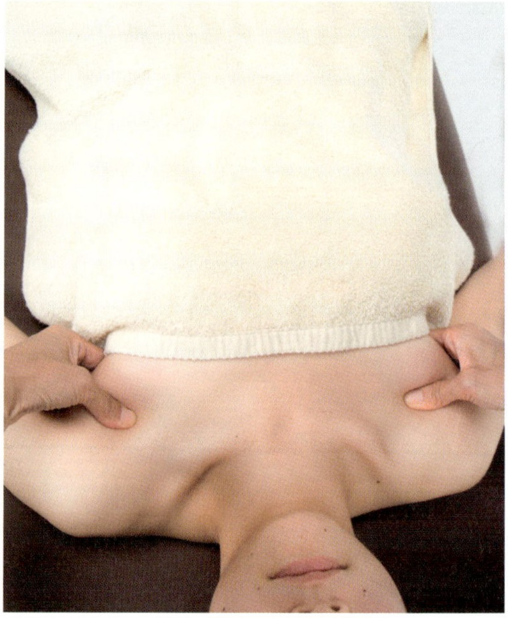
대흉근을 잡아서 파악유날한다. 치료자가 남성일 경우에는 동의를 구하고 나서 실시하는 것이 좋다

7-3. 견갑골의 위치개선

새우등 자세인 경우에 견갑골이 거상, 외전되어 있는 경우가 많다. 위치를 개선하면 견갑골 주위의 근긴장이 개선되어 좋은 자세를 편하게 취할 수 있게 된다.

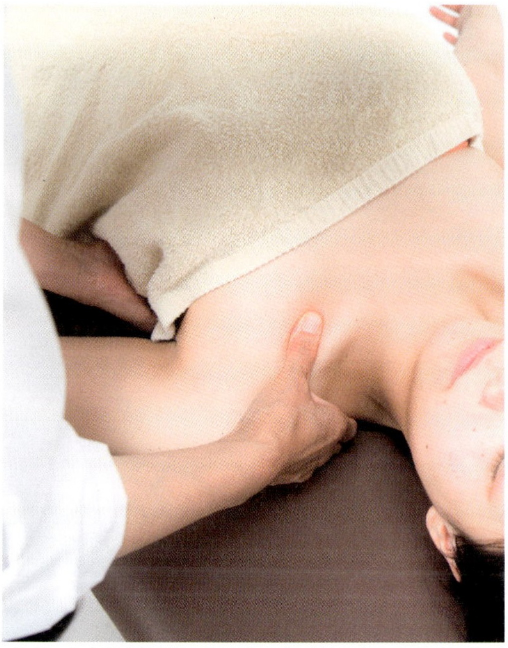
견갑골이 거상되어 있는 경우에는 베드와 견갑골 사이에 손을 넣어서 견갑골 상각(superior angle)이 제3흉추 정도의 위치에 오도록 이동시킨다(거상되어 있지 않은 경우에는 실시하지 않는다)

7-4. 흉쇄유돌근에 대한 단자

머리를 정면으로 되돌리고 턱을 당긴다. 흉쇄유돌근(sternocleidomastoid)의 긴장을 확인하여 아직 긴장되어 있는 경우에는 손으로 집어서 집은 상태에서 단자를 실시하거나 이지유날을 실시한다. 경동맥 부근이므로 심자하거나 압박하여 유날하지 않도록 조심한다.

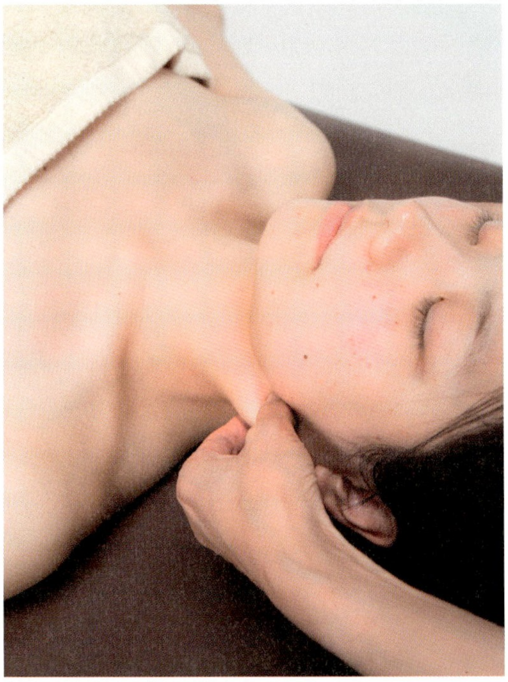

흉쇄유돌근을 집어올려서 위치를 확인한다

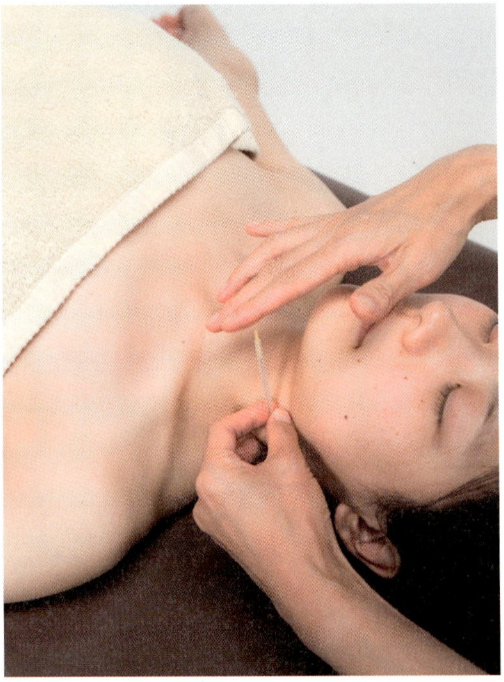

흉쇄유돌근의 기시부에 10mm 정도 단자한다

7-5. 후경부의 스트레칭

턱을 당기고 후경부를 스트레칭한다. 7-1의 과정에서 후경부의 긴장이 잡히지 않은 것 같다면 단자나 유날을 재차 실시한다.

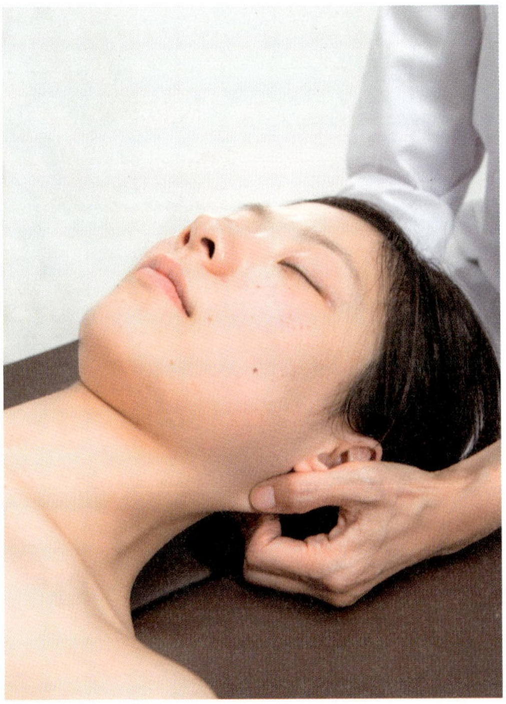

목 뒤에 손을 집어넣고 위쪽을 향해 당겨 늘인다.

+ α 치료

▲ 마무리 SMAS 마사지

평가, 침 치료, SMAS 마사지, PNF 트레이닝, 마사지, 자세교정까지 완료했다면 마지막으로 다시 간단히 SMAS를 미안율에 조정하고 종료한다. 손바닥과 네 손가락으로 페이스라인, 볼을 압박한다.

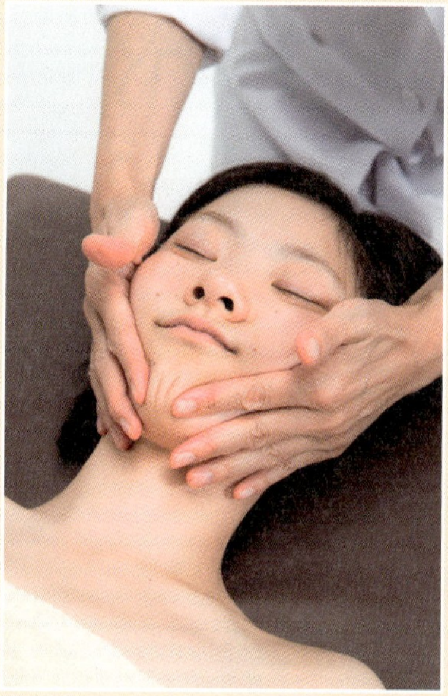

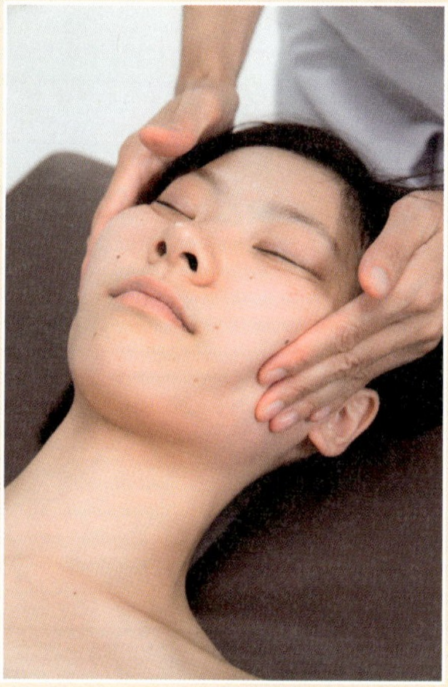

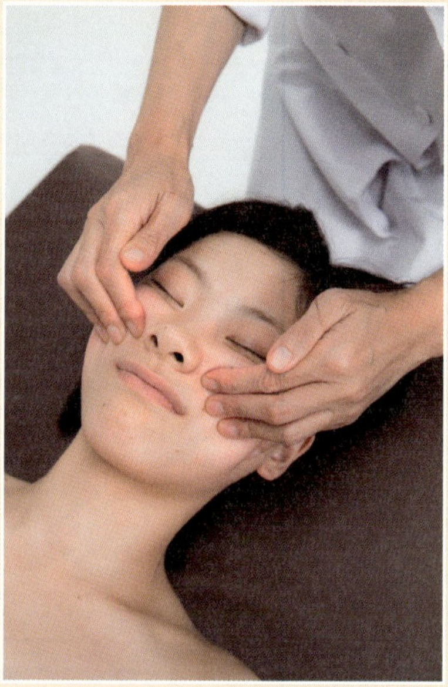

8 피부 색조의 치료

주름 · 늘어짐 이외의 호소에 관한 것 가운데서도 침 치료를 통해 개선되는 것들이 있다. 여기에서는 안색 · 잡티, 다크서클, 기미, 거친 피부에 대한 침 치료와 생활지도를 소개한다. 스킨케어 어드바이스(102쪽 참조)와 아울러서 환자에게 치료 · 지도하는 것이 좋다.

안면의 피부에 산침散鍼을 실시할 경우에는 따끔거리는 감각이 없는지 환자에게 확인하고 불쾌한 통증이 되지 않도록 한다. 접촉침이므로 피부에 자입하지 않도록 조심한다.

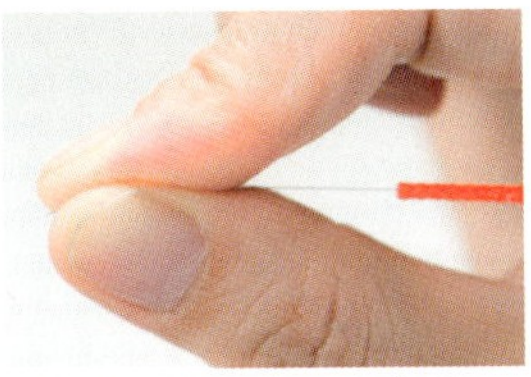

접촉침은 침 끝이 조금만 나오도록 침을 쥔다

8-1. 안색·잡티

(1) 증상·원인

잡티에는 얼굴 전체나 눈 주위, 뺨 등에 노란 빛을 띠거나 피부의 광택이나 투명감이 감소하여 안색이 어둡게 보이는 것 등의 호소가 포함된다. 원인으로는 혈행 불량으로 인한 붉은빛의 감소, 미만성(diffuse)의 멜라닌 침착, 피부탄력이 저하됨에 따라 발생하는 피부표면의 난반사로 인한 광택의 저하, 노화에 수반된 피부의 황색화가 있다. 산침으로 혈행을 개선하면 피부의 신진대사나 피지의 분비에 의한 장벽 기능이 높아져서 피부의 색조, 광택이 개선된다. 얼굴의 전체적인 안색을 개선하려는 경우에는 효과적으로 혈관확장효과를 얻기 위해서 삼차신경의 출구인 하악신경 이공(mental foramen) 부근, 안와하공(infraorbital foramen) 부근, 안와상공(supraorbital foramen) 부근에 유침하는 것도 좋다.

(2) 치료법

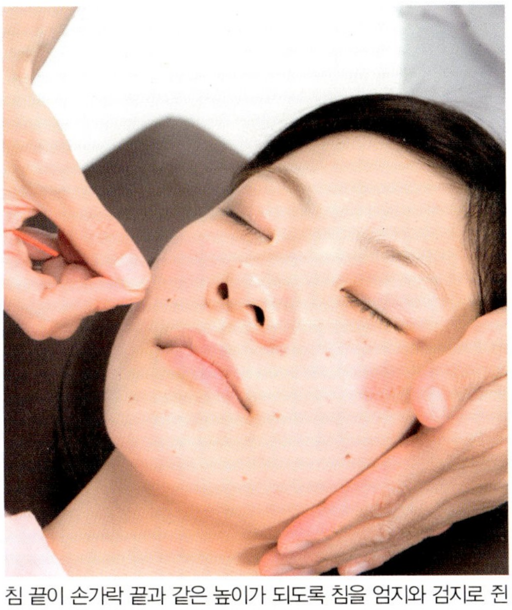

침 끝이 손가락 끝과 같은 높이가 되도록 침을 엄지와 검지로 쥔다. 잡티가 있는 장소에 가볍게 발적이 일어날 때까지 산침한다. 발적이 가라앉은 뒤 다시 한 번 같은 방식으로 산침하고 종료한다

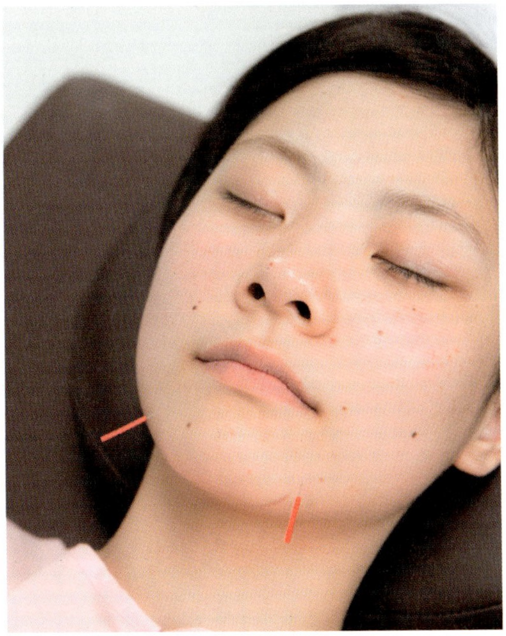

하악신경 이공(mental foramen) 부근에 10mm 정도 자침

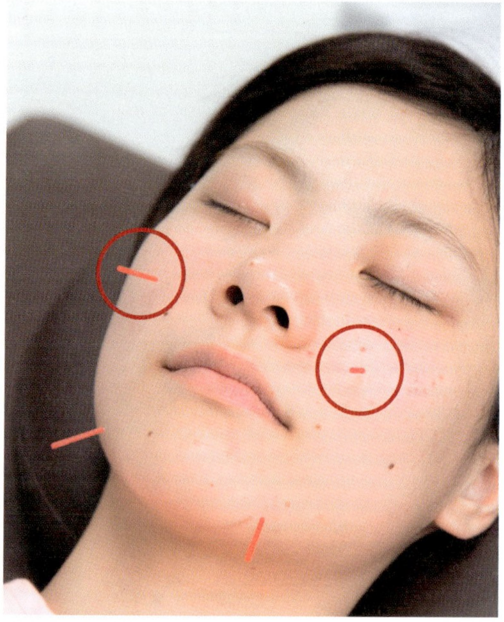

계속해서 안와하공(infraorbital foramen) 부근에 10mm 정도 자침

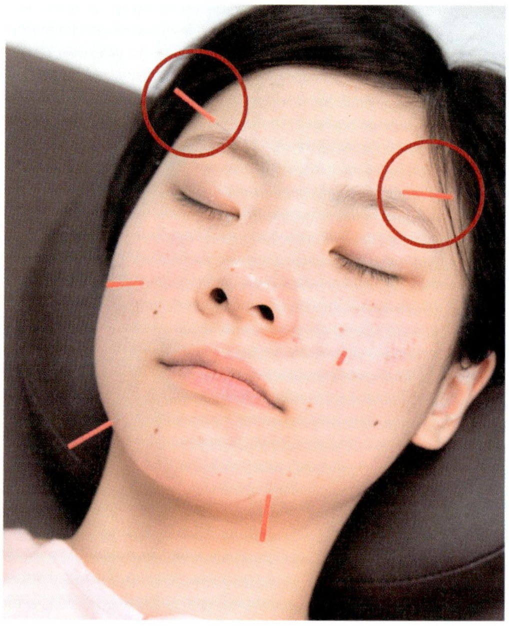

계속해서 안와상공(supraorbital foramen) 부근에 10mm 정도 자침

【사용침】 산침, 유침 모두 0.16mm(1번) ×15mm

(3) 생활지도

문지르지 않는다. 과도한 세안을 피한다. 합성계면활성제·방부제가 포함된 화장품·세안료 등을 피한다.

8-2. 기미(양성 후천성 색소침착·증가증)

(1) 증상

일반적으로 기미라 불리는 것에는 다양한 색소이상증이 포함되어 있다. 알레르기나 교원병(collagen disease), 악성종양으로 발생하는 것도 있으므로 주의가 필요하다. 혼자서 판단하지 말고 피부과의 진단을 확인하고 나서 치료할 것을 권한다.

필자의 경험상, 갈색을 보이면서 경계가 불명확한 것은 치료효과를 기대할 수는 있었지만 모두 없어진 경우는 많지 않았고 옅어진 정도에 그쳤으므로 환자에게 잘 설명을 하는 것이 중요하다. 주근깨나 편평모반은 편평한 동시에 갈색인데, 어릴 때부터 있었던 것은 옅어지기 힘들다. 또 흑색·자갈색·청색을 보이는 것, 입체적인 것은 낮은 치료효과를 보인다. 처음부터 뺨 위와 같이 햇빛을 받기 쉬운 곳은 피하고 얼굴의 측면 부위에서 좁은 범위부터 치료할 것을 권한다.

(2) 치료법

산침散鍼: 잡티에서와 같은 요령으로, 기미가 있는 부분에 대해 실시한다.

8-3. 다크서클

(1) 증상

다크서클이란 위·아래눈꺼풀 혹은 그 일부가 검은빛을 띠고 있는 상태를 말한다. 원인으로는 멜라닌의 양이 증가한 것과 피부표면의 혈류가 지체됨에 따라 피부가 검은빛을 띠어 보이는 것을 들 수 있다. 침 치료는 혈행의 개선과 피부의 신진대사 촉진을 목적으로 하여 실시하지만, 눈꺼풀 주변은 얼굴 중에서 피부의 두께가 가장 얇은 곳이므로 내출혈이 일어나지 않도록 산침만 실시한다. 또 안륜근 하부의 운동부족으로 인해 근펌프(muscle pump) 작용이 감소되는 것을 방지하기 위한 트레이닝을 지시한다.

(2) 치료법

잡티와 같은 방법으로 산침을 실시한다. 하안검운동의 PNF 트레이닝으로 하안정 운동의 개선을 도모한다.

(3) 생활지도

수면을 충분히 취한다. 합성계면활성제·방부제가 포함된 아이크림을 피한다. 유분은 각질층의 턴오버를 지연시키기 때문에 바르지 않는다. 문지르지 않는다.

8-4. 거친 피부(건조피부·여드름)

(1) 원인·증상

건조피부란 각질층의 장벽기능에 이상이 발생하여 각질 수분량이 적고 거친 피부를 보이는 상태를 말한다. 여드름은 주로 사춘기 후기에서 성인기에 걸쳐서 발생하는 모낭지선계 만성염증성 질환이다.

거친 피부가 발생하는 원인에도 알레르기나 아토피피부염, 성호르몬의 이상 등의 다양한 질환이 있으므로 주의가 필요하다. 얼굴 전체에 파급된 것이나 염증이 중등도인 것은 스스로 판단하지 말고 피부과의 진단을 확인하고 나서 치료할 것을 권한다. 또 염증의 급성기에는 치료를 피하고 특히 눈이나 코 주위에 발생하는 면정面疔(facial furuncle)은 수막염이나 뇌염 등을 병발할 가능성도 있으므로 충분한 주의가 필요하다. 침 치료를 통해 혈행을 개선하여 피부의 신진대사나 피지분비에 의한 장벽기능을 높이고, 피부의 수분유지기능이나 염증을 개선하는 것을 목적으로 삼는다.

(2) 치료법

잡티와 같지만, 개방창(open wound)이나 농포(pustule)에는 산침하지 말고, 그 주위에만 실시한다.

(3) 생활지도

잡티와 같다.

3장 환자와의 상담

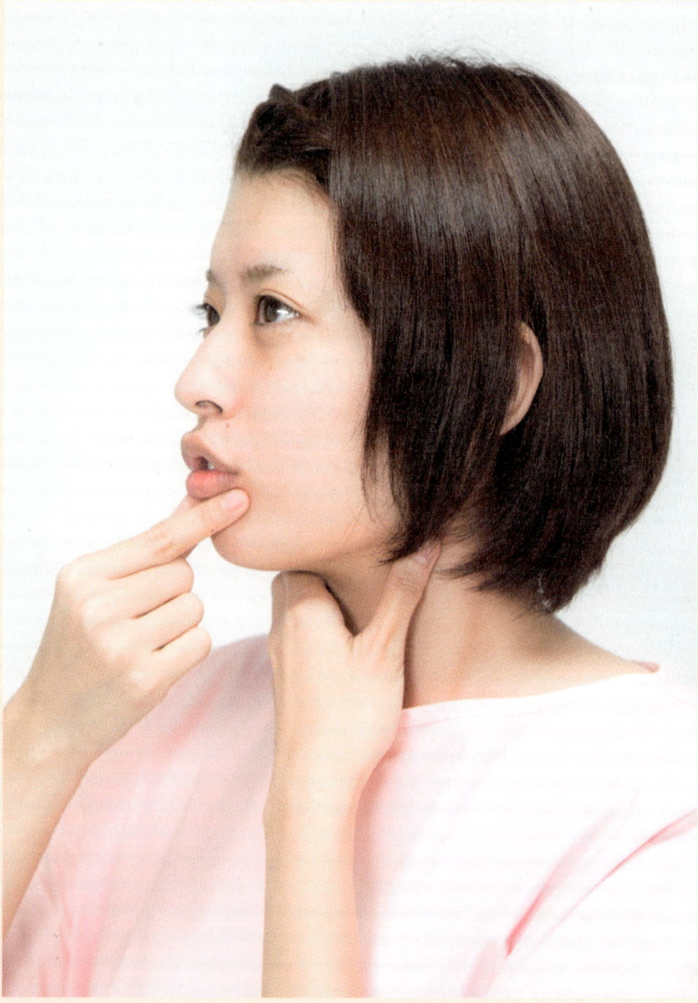

1 환자의 사전동의

미안침 치료에서는 환자 자신이 주체가 되어 가능한 범위에서 노화를 극복하려는 자세를 갖는 것이 중요하다. 미용성형에 비하면 부작용이 적고 비용이 저렴하며 또 간편하므로 환자에게 치료의 목적, 내용, 부작용, 예후 등을 설명하고 환자에게 동의를 구하는 것은 곧 치료자에 대한 큰 신뢰로 이어지게 된다.

(1) 치료목적의 확인

미용침 치료를 희망하는 환자의 다수는 노화에 따른 자신의 외모 변화를 받아들이지 못하고 무언가 방도를 구하고자 내원하는 경우가 많다. 치료자는 환자에게 나이가 들어감에 따른 노화현상은 자연스러운 것이니 긍정적으로 받아들이도록 조언하고 호소가 개선되어감에 따라 내면에서부터 젊어지도록 생활습관을 만들어가는 데 조력할 필요가 있다.

주름이나 늘어짐이 사라지면 실제의 나이는 50대라 할지라도 20대 무렵의 얼굴로 돌아갈 수 있지 않을까? 이러한 과도한 기대를 품고 있는 환자, 혹은 미안침을 희망하는 20대 환자 가운데 치료자가 보기에 걱정거리가 아닌 국소적인 주름이나 늘어짐을 과도하게 걱정하고 있는 환자도 있다. 그러한 환자에게는 국소적이 아닌 객관적으로 자신의 외형을 판단할 수 있도록 지도할 필요가 있다. 따라서 친근 대인 거리(intimate distance)를 기준으로 하여 “거울로부터 50cm 정도 떨어져서 거울을 보았을 때 알아차리기 힘든 주름·늘어짐·기미·다크서클은 걱정하지 않으셔도 됩니다”라고 알리는 것이 좋다. 매력적인 얼굴의 비율이나 노화에 동반되는 얼굴의 변화를 설명하여 아름다움의 개념이나 노화에 대해 바르게 인식하도록 하는 것이 중요하다. 또 이 책에 소개된 치료는 자신의 젊었을 때 얼굴에 가까워지도록 하는 것이 목적이지, 미용성형과 같이 자신이 동경하는 얼굴이 될 수 있는 것이 아님을 설명할 필요가 있다.

미용피부과의 치료와 비교되는 경우도 있으므로 미용피부과의 치료법이나 비용을 확인해 두었다가 설명할 수 있으면 좋다. 환자가 과도한 기대를 갖지 않도록 환자에게 정직하게 설명을 하고 사전동의(informed consent)를 확실하게 구하는 것이 중요하다.

(2) 부작용, 예후의 설명

주름이나 늘어짐의 부위나 정도에 따라 치료 직후의 효과가 달라지므로 치료 전에 반드시 예후나 경과의 예측을 설명할 필요가 있다. 동시에 동통이나 내출혈과 같은 부작용에 대해서도 설명을 하고 동의서를 받거나 설명을 기록해 둔다. 유해현상이나 부작용에 관해서는 오른쪽 [표3-1～3]에 있는 것처럼 표준적인 침 치료에서는 심각한 유해현상이 발생하는 경우가 드물며, 빈번하게 만나게 되는 대부분의 부작용은 일과성의 것으로 경상輕傷에 속한다. 이상과 같은 것을 설명했음에도 이해력이나 상상력이 부족하여 설명이 헛도는 듯한 환자이거나 사소한 것에 신경을 쓰고 한번 신경 쓰기 시작하면 병적으로 그것에 집착하는 환자일 경우에는 무리하게 치료를 실시하지 않는 편이 낫다. 트러블을 피하기 위해서라도 동의서(88쪽 참조)나 치료의 기록을 반드시 남겨두는 것이 중요하다.

[표3-1] 일본과 영국에서 실시된 전향적 조사에 따라 기록된 특기해야 할 유해현상(주요한 것)

분류	일본식침구(일본)[1] (치료총수 약 55,000회)	현대의학계침구(영국)[2] (치료총수 약 32,000회)	중의학계침구(영국)[3] (치료총수 약 34,000회)
자율신경계의 과잉반응	현기증, 기분불량(구역질·구토), 이상발한(13)	실신, 기분불량(6) 구역질, 구토(3)	구역질·구토, 현기증·기분불량·실신, 이상발한(12)
정신·감정의 과잉반응	-	불안, 공황(2) 경련(3분간 의식소실)(1)	격앙·공황, 불안, 우울(4)
알레르기 (접촉피부염)	자침부 가려움·발적(3)	자침부 알레르기(2)	-
과실 (인과관계가 불명확한 예를 포함)	발침을 잊어버림(16) 열상(침과 동시에 실시한 온열요법이나 온구 등에 의해) (7)	발침을 잊어버림·침분실(5) 뜸시술 후 수포(1) 봉와직염(하퇴 부종부) (1)	발침을 잊어버림(2) 뜸에 의한 열상(1) 혈뇨(1)

※ 괄호 안의 숫자는 보고된 건수를 나타낸다

[표3-2] 자주 접하게 되는 침의 전신성 부작용(또는 부 반응)[4]

증상	발생환자율※(발증환자수 / 침수료환자수)	비고
피로감·권태감	8.2%(32/391)	초회 시술 시에 가장 많다
졸림	2.8%(11/391)	초회 시술 시에 가장 많다
주소의 악화	2.8%(11/391)	좌골신경통, 경견통(頸肩痛), 요통, 이명 등
자침부의 가려움	1.0%(4/391)	
현기증·휘청거림	0.8%(3/391)	
기분불량·구역질	0.8%(3/391)	선 자세 또는 앉은 자세에서의 자침으로 발생하기 쉽다
두통	0.5%(2/391)	

※ 100명의 다른 환자가 진료를 받았을 때, 몇 사람에게 발생되는지를 기준으로 한다

[표3-3] 자주 접하게 되는 침의 국소성 부작용(또는 부 반응)[4)5)]

국소증상	발생자침률※(발증자침수/총자침수)	비고
미량의 출혈	2.6%(781/30,338)	전체 출혈 예의 86%가 1방울 미만, 2방울 이상이 1% 전체 예가 5분 이내에 출혈
자침 시 통증	0.7%(219/30,338)	81%는 발침 후 곧 소실, 7%는 한동안 잔존
피하출혈	0.3%(100/30,338)	68%는 직경 20mm 미만, 8%는 20~30mm
시술 후 자침부 통증	0.1%(38/30,338)	-
피하혈종	0.1%(31/30,338)	74%는 직경 10mm 미만으로 통증 없음, 13%는 10~20mm, 통증이 있는 경우는 혈종 전체의 6%

※ 100회 자침하였을 경우에 몇 회 발생되는지를 기준으로 한다

[표3-1~3] (사)全日本鍼灸學會研究部安全性委員會 저, 《임상에서 알아두면 좋은 침구안전에 관한 지식(臨床で知っておきたい鍼灸安全の知識)》, 醫道の日本社, 2009, p19에서 전재

1) Yamashita H, et al JAMA, 1998;280:1563-4 2) White A, et al BMJ, 2001;323:485-6
3) MaxPherson H, et al BMJ, 2001;323:486-7 4) Yamashita H, et al J Altern Complement Med, 2000;6:345-50.
5) Yamashita H, et al Clin Acupunct Orient Med, 2001;2:132-7

2 미안침 동의서 제시

미안침 치료에 있어서 치료 전의 설명은 더없이 중요하다. 치료의 목적과 기대되는 효과, 내출혈이나 동통 · 알레르기 등의 유해현상, 예상되는 리스크에 대한 것은 반드시 설명하도록 하고 그 내용을 문서나 진료기록부 등에 남겨둘 필요가 있다. 여기에 동의서의 예시를 소개하니 참고하기를 바란다.

미안침 동의서 (예시)

· 미안침 치료는 직경 0.12~0.18mm 정도의 매우 가는 스테인리스제 침을 사용하는데, 혈행을 촉진시키는 작용 등을 통해 근육의 구축이나 피부의 혈류를 개선시킴으로써 주름·늘어짐·안색·잡티·기미·다크서클·거친피부 등을 개선시키는 것을 목적으로 하는 치료입니다.

· 침 치료에서는 침이 피부, 모세혈관, 근육 등의 조직에 자입되기 때문에 피하출혈이나 약간의 출혈이 동반될 가능성이 있지만, 이것은 시술의 과오에 의한 것이 아닙니다. 출혈에 수반되어 드물게 내출혈이 발생하는 경우도 있는데, 사라질 때까지는 수일에서 수개월이 걸리기도 하니 양해를 바랍니다.

· 또 자입할 때 따끔한 통증이 느껴질 수 있습니다. 부위에 따라서는 통증이 증가하는 경우도 있으므로, 이 경우에는 편하게 말씀해 주시기 바랍니다.

· 미안침의 효과나 효과의 지속기간에는 개인차가 있기 때문에 개선됨을 크게 실감하지 못할 수도 있음을 양해해 주시기 바랍니다.

· 이상의 것을 양지하시고 시술을 받는 취지에 대해 동의해 주실 것을 부탁드립니다.

년 월 일

설명담당자 성명

상기의 건에 관하여 충분한 설명을 들었고 이해하였으므로 시술을 받는 것에 동의합니다.

년 월 일

환자분 성명

3 예후

86쪽에서 서술한 것처럼 치료 전에 환자가 호소하는 주름이나 늘어짐이 최종적으로 어느 정도까지 좋아질지 설명을 해두면 치료자에 대한 신뢰감이 증가할 뿐더러 트러블도 줄어들게 된다. 또 호소증이 개선된다 하더라도 무제한적으로 젊어질 수는 없다. 따라서 치료자는 "열 살이 젊어 보인다"라거나 "아름답게 나이가 들어간다"와 같은 목표를 설정하여 환자가 노화를 스트레스로 받아들이지 않도록 이끌어나가야 할 필요도 있다. 여기에서는 치료자가 알아두어야 할 호소증별 치료경과와 환자에 대한 설명의 포인트를 소개한다.

3-1. 주름·늘어짐

얼굴의 주름·늘어짐은 각각 그 형성된 원인이나 주름의 깊이 등의 정도에 따라 예후가 달라지게 된다.

근육이 구축되어 발생한 주름이더라도 피부를 당겨봐서 사라질 경우에는 침 치료에 의해 구축이 개선되면 주름이 없어지는 경우가 많다. 그렇지만 피부를 당기더라도 사라지지 않는 대주름은 진피까지 도달하고 있기 때문에 침 치료를 통해 옅어질 수는 있지만 완전히 사라지는 경우는 많지 않다. 환자에게 "근육의 구축이 없어지면 주름의 입체감이 사라지기 때문에 두드러지지 않게 된다"고 사전에 설명해 두는 것이 좋다.

또한 주름이 사라졌어도 늘어짐이 남아 있으면 그림자가 생기기 때문에 주름으로 인식되는 경우가 많다. 늘어짐의 상부에 있는 근육의 근력저하로 인해 지방이 하수하는 경우가 있으므로 셀프트레이닝(91쪽 참조)을 도입하면 예후가 좋다. 늘어짐이 있는 장소의 피부는 견인되어 늘어나버린 상태이며, 늘어짐이 개선되기까지는 연령에 따른 차이는 있지만 반년에서 2~3년 정도 걸릴 가능성이 있음을 미리에 고지해 둘 필요가 있다.

근력의 약화로 중력에 저항해서 움직이지 못하고 근육이 위축되어 얇아진 탓에 발생한 주름도 환자에게 셀프트레이닝을 실시하도록 하고 근육이 비대해지면 개선될 것이라 설명한다. 신경이 촉통(facilitation)하고 근육이 중력에 저항하여 움직이게 될 때까지의 목표는 30세에서 2개월이고, 40세에서 4개월이며, 50세에서는 6개월이다. 그 이상에서는 1년 이상이며, 나이에 따라 기간이 길어진다는 것에 양해를 구한다.

위에서 서술한 것처럼 늘어짐은 항중력근의 보상운동, 새우등 자세, 얼굴의 습관이 전반적으로 개선되어 피부가 견인되지 않게 된 상태로부터 피부결이 돌아와서 정착되기까지는 어느 정도 시간이 걸린다는 것을 환자에게 설명할 필요가 있다.

특히 눈 아래의 늘어짐은 안륜근 안와부 하부의 근력저하로 인해 근육이나 피부가 얇아져서 안와 아래 지방의 압력을 억제하지 못하고 돌출된 것이기 때문에 하안검을 반드시 트레이닝해야 한다. 신경이 촉통하고 근육이 단수축과 불완전강축을 거쳐 강축할 때까지 지속한다. 눈 아래 지방의 압력을 억제할 수 있게 되기까지 근육이 비대해지는 데는 근육이 스스로 강축할 수 있게 되고 나서부터 몇 년이 필요한 경우도 있으므로 끈기 있게 지속할 필요가 있음을 알린다. 하지만 선천적이거나 어릴 때부터 눈 아래에 지방의 돌출이 있었던 경우에는 완전히 치유되기가 어렵다. 언제부터 눈 아래에 늘어짐이 발생했는지 청취할 필요가 있으며, 늘어짐이 생긴 것이 최근일수록 치유되기 쉽다(표3-4). 또 결막염이 있으면 부기가 생겨서 낫기가 어렵다.

[표3-4] 부위별 주름·늘어짐의 개선요인

개선요인	주름 · 늘어짐의 장소
근구축의 개선으로 주름·늘어짐이 감소한다	이마(전두근)·미간(추미근)·코뿌리(비근근)·눈가(안륜근)·눈의 안쪽(안륜근·추미근)
근구축개선+근력개선으로 주름·늘어짐이 감소한다	볼·팔자주름선·인디언라인(구축:소근·협근/근력저하:상순거근군·안륜근안와부하부) ·마리오네트라인·입꼬리(구축:협근·구각하제근/근력저하:상순거근군·안륜근안와부하부) ·눈의 상부(구축:전두근/근력저하:상안검거근)
근비대로 주름·늘어짐이 감소한다	입 주위의 세로주름(구륜근)·눈의 하부(안륜근안와부하부)·목(광경근)

3-2. 안색·잡티, 기미, 다크서클, 거친 피부

안색이나 잡티는 치료 후 즉시 효과가 쉽게 확인된다. 호소증이 좀처럼 개선되지 않는다면 생활습관을 재검토하도록 지도한다. 과도한 세안이나 합성계면활성제·방부제가 포함된 화장품이나 세안료의 사용을 피하고 수면부족 등의 생활환경이나 몸의 상태를 바로잡으면 예후가 좋다.

다크서클은 푸른 정맥혈이 비쳐 보이는 것과 같은 푸른 다크서클의 경우에는 치료 후 곧바로 개선을 확인할 수 있지만, 색소가 침착되어 있는 갈색 다크서클의 경우에는 옅어지는 데 시간이 걸린다. 피부의 턴오버는 보통 1개월 정도이지만, 피부의 상태에 따라서는 2~3년이 걸리기도 한다는 것을 설명한다. 아이크림이나 오일은 턴오버를 늦추기 때문에 사용 여부를 청취할 필요가 있다. 안륜근 하부의 운동부족에 따른 근펌프(muscle pump) 작용의 감소를 막기 위한 트레이닝을 지속하도록 지도하면 예후가 좋다.

기미는 치료를 계속해 나가면 마치 섬처럼 조각조각으로 분산되어 작아지고 옅어지는 경우가 많지만 모두 완전히 없애기는 어렵다. 피부의 턴오버에 따라 개선되기 때문에 치료에 2~3년이 걸린다는 것을 설명한다. 거친 피부도 부분적으로 나뉘어져서 섬과 같이 분산되면서 개선되므로 치료도중에는 얼룩斑이 지는 경우가 많다. 환자에게 얼룩과 같이 되고 난 후에 서서히 개선된다는 것을 사전에 고지함으로써 환자가 불안한 마음을 갖지 않도록 배려할 필요가 있다. 기미나 거친 피부는 알레르기나 아토피피부염, 성호르몬의 이상, 악성종양의 경우에도 나타나므로 치료효과가 나타나지 않는다면 의사에게 진단을 받아오게끔 한다. 알레르기성일 경우에는 완화와 악화를 반복하는 경우가 많으므로 악화시키는 원인을 피할 수 있도록 특히 생활에 대한 청취를 꼼꼼하게 실시한다.

4 셀프트레이닝

환자 본인이 만족할 정도까지 호소증을 개선시키기 위해서는 치료원에서 실시하는 미안침, SMAS 치료마사지, PNF 트레이닝과 아울러 환자 스스로 일상생활에서 얼굴의 나쁜 습관을 고치고 예방하며 셀프트레이닝을 실시하는 것 등의 노력을 할 필요가 있다.

증상에 맞추어 실시하는 PNF 트레이닝(73쪽 참조)을 자택에서 실시한다는 느낌으로 반드시 거울을 보면서 미안율에 맞추어 실시하도록 지도한다.

치료 중에 PNF 트레이닝을 실시하면서 환자가 집에서 혼자 실시할 수 있도록 셀프트레이닝을 지도하는 것도 좋다. 매일 꾸준히 하도록 지도하고, 너무 무리하게 하다가 피부가 도리어 늘어나버리지 않도록 세세히 지도할 필요가 있다.

또 주름을 해소하는 구강 내, 눈 주위, 이마의 마사지를 실시하고 나서 트레이닝을 함으로써 근육의 구축을 개선하여 운동하기 쉬운 상태로 만들 수도 있다. 환자 본인이 성과를 느끼면 치료자에 대한 신뢰가 쌓이게 되므로 재차 내원하는 것으로도 이어지게 된다.

4-1. 입 마사지

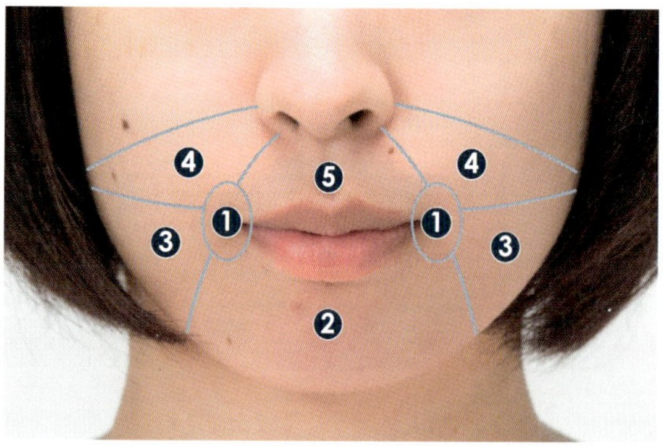

다섯 영역으로 나누고, 차례대로 유날하듯이 해설하면 지도하기가 쉽다. 각각의 영역은 약 10초씩 유날한다

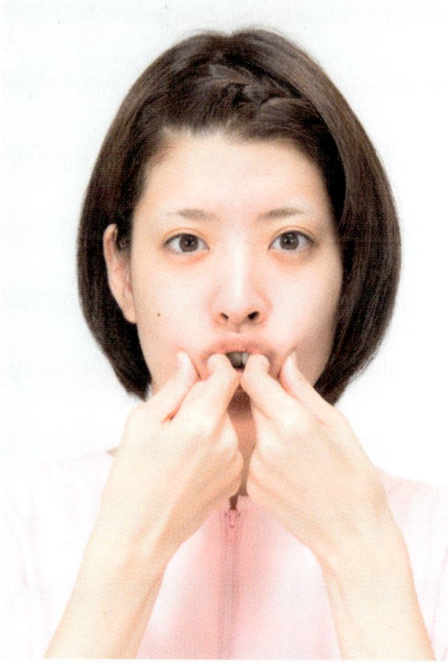

❶ 영역

검지를 입속에 넣어서 볼굴대(입꼬리 약 1cm 바깥쪽에 두께가 있는 부분)를 잡고 입꼬리를 미안율(45쪽)에 바로잡은 뒤 유날한다

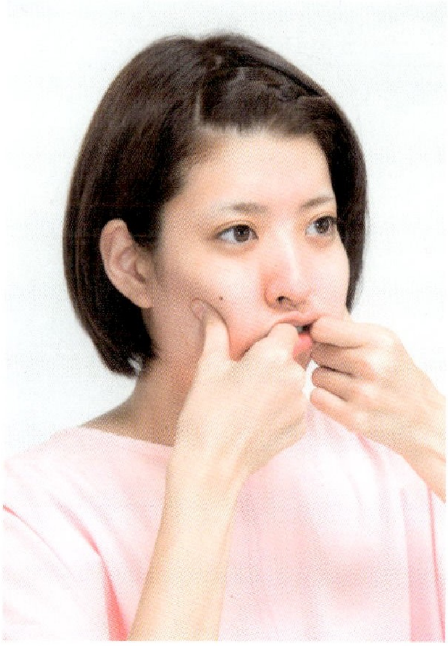

❷, ❸, ❹ 영역

구순·구각하제근군, 협근·상순거근군을 이지유날한다. 경도나 통증에 좌우차가 생기지 않도록 주의한다

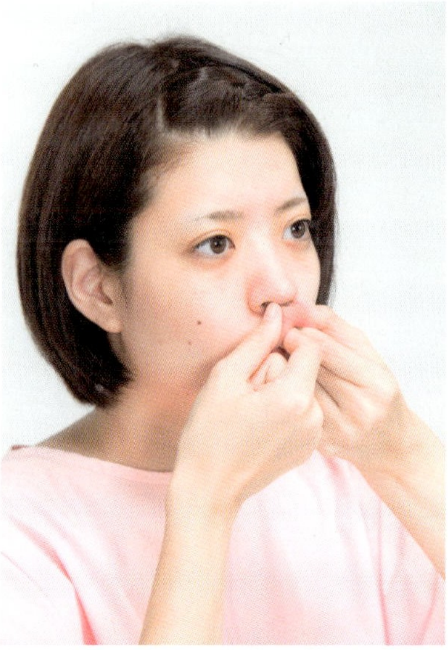

❺ 영역

팔자주름선을 피해서 구륜근 상부를 이지유날한다

4-2. 안륜근 주변 마사지

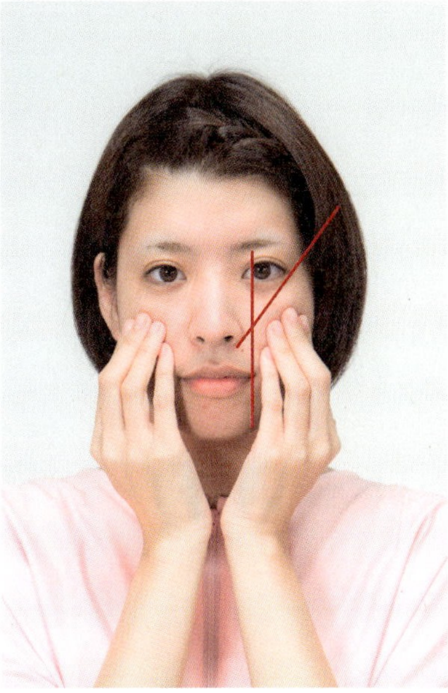

① 볼에 손을 대고 눈초리의 끝을 올려서 얼굴의 비율을 미안율에 맞추는 동시에 협골을 지압한다

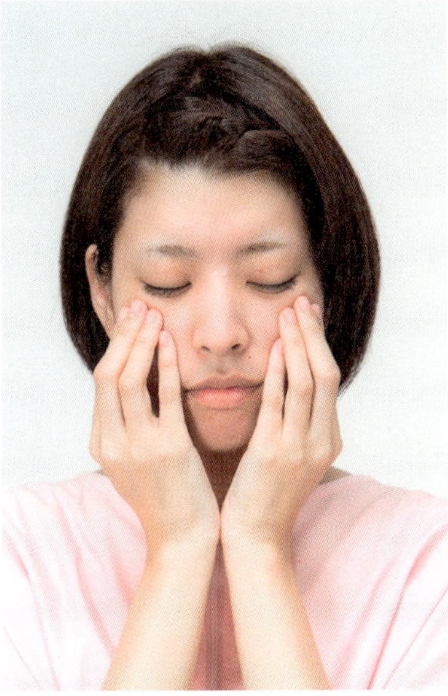

② 사지유날한다. 손가락을 움직이지 않도록 하고 고개를 작게 4회 끄덕여서 볼에 압을 건다

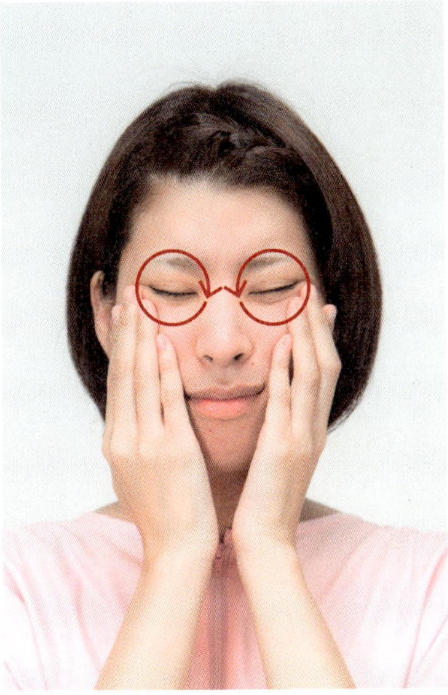

③ 눈초리, 관자놀이, 눈의 안쪽, 눈썹 위로, 손을 댄 위치를 안륜근 안와부를 따라 이동시키고 각각 4회 작게 끄덕여서 유날한다

4-3. 이마 마사지

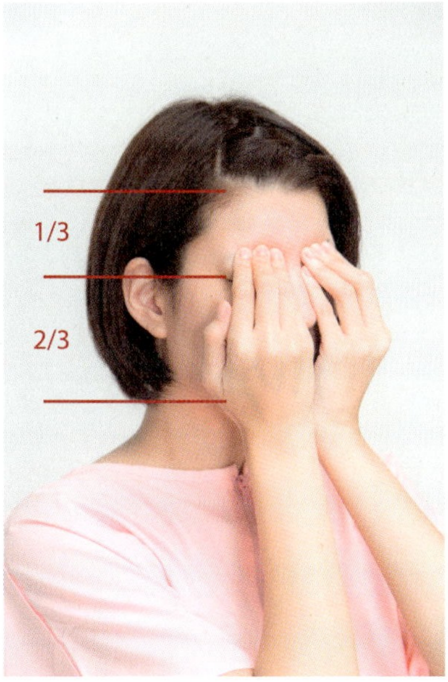

① 눈썹에 손을 대고 이마의 비율을 미안율에 맞추는 동시에 눈썹을 지압한다. 그 상태로 고개를 4회 끄덕여서 유날한다

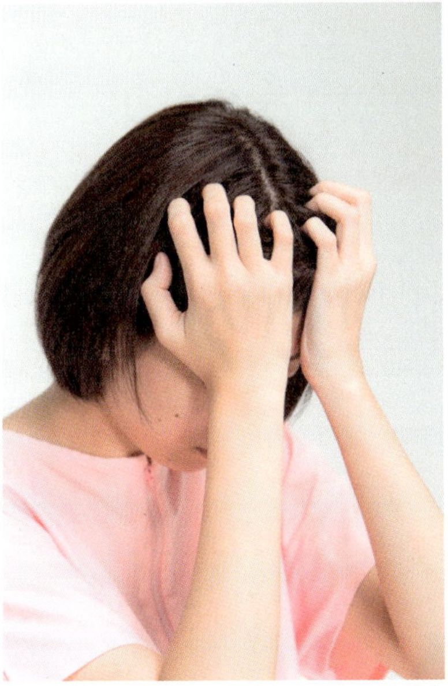

② 앞의 동작을 전두근–모상건막–후두근까지 손가락을 뒤로 물리면서 실시한다

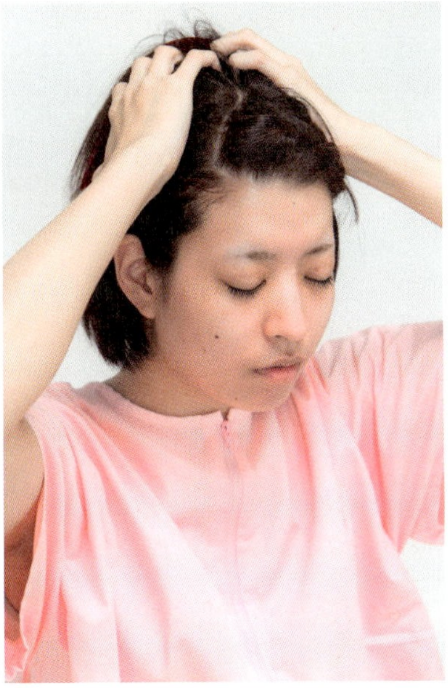

③ 손가락으로 피부를 비비지 않도록 주의하면서 두피까지 확실히 유날한다

4-4. 상순구각거상운동

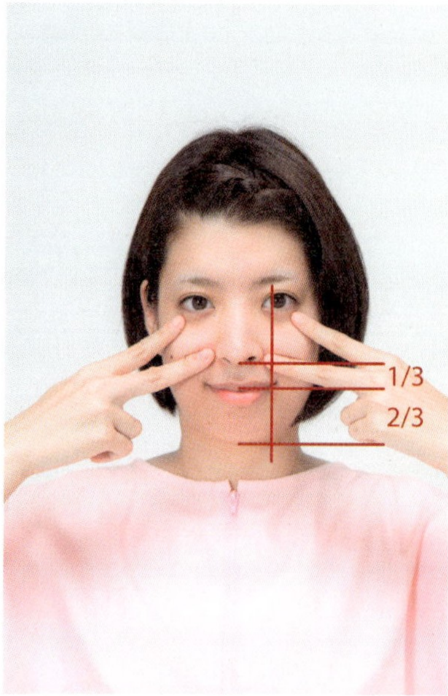

① 거울을 보면서 입꼬리의 위치를 검은자위 안쪽에 맞추고 아래턱에서 코 아래까지 길이의 3분의 1에 이동하도록 중지로 볼을 가볍게 올린다. 눈초리에 주름이 생기지 않도록 검지로 누른다

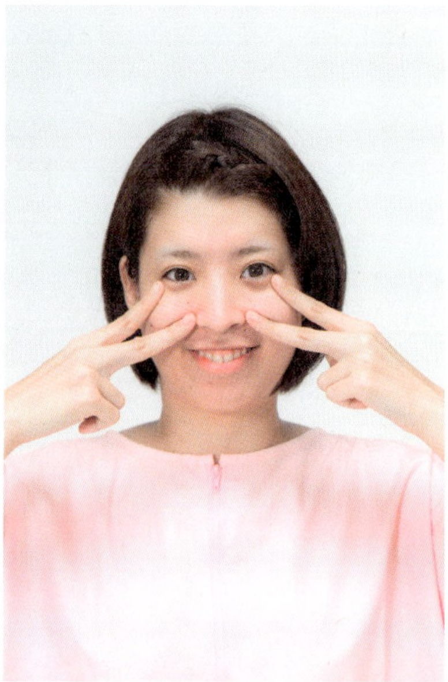

② 위쪽의 앞니와 잇몸이 보이도록 볼을 들어 올린다. 그 움직임과 동시에 손가락을 위쪽으로 올린다. 익숙해지면 손가락을 떼고 볼의 힘만으로 좌우대칭으로 움직이게 한다(3초×10회를 1세트)

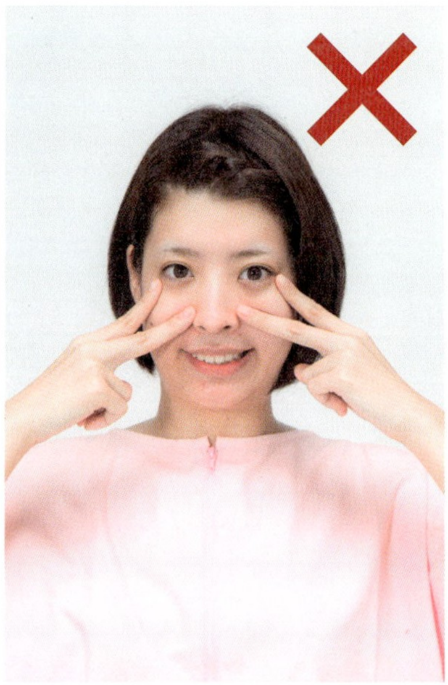

잘못된 예. 아랫입술을 벌리고 웃지 않도록 주의한다

4-5. 상순수축(모음)운동

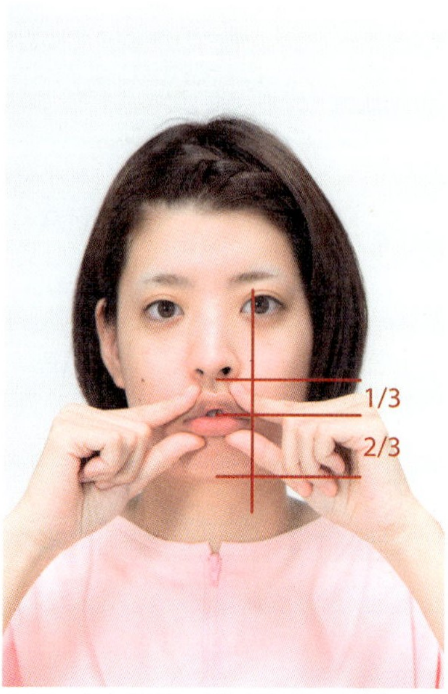

① 입꼬리의 위치를 검은자위 안쪽에 맞추고 아래턱에서 코 아래까지 길이의 3분의 1에 이동하도록 검지로 팔자주름선 안쪽의 윗입술을 가볍게 누른다

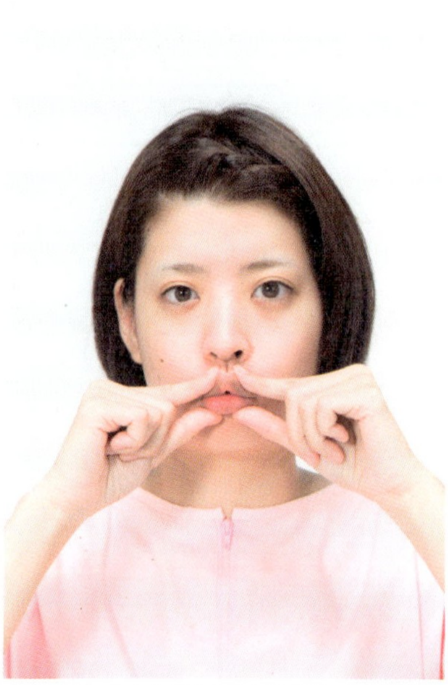

② 콧구멍 사이에 힘을 줘서 입술을 오므린다. 그 움직임과 동시에 손가락으로 중앙 방향으로 보조한다. 아랫입술을 닫는 보상운동이 확인되면 그 장소를 손가락으로 눌러서 실시한다. 익숙해지면 손가락을 떼고 입술의 힘만으로 움직이고 있는지 확인한다(3초×5회를 1세트)

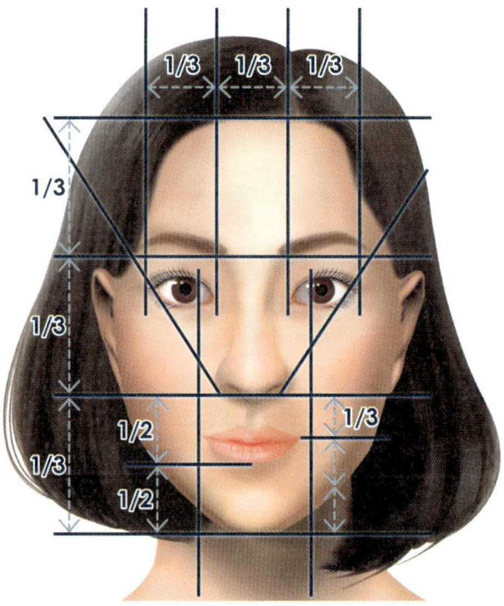

미안율

4-6. 상순외반운동

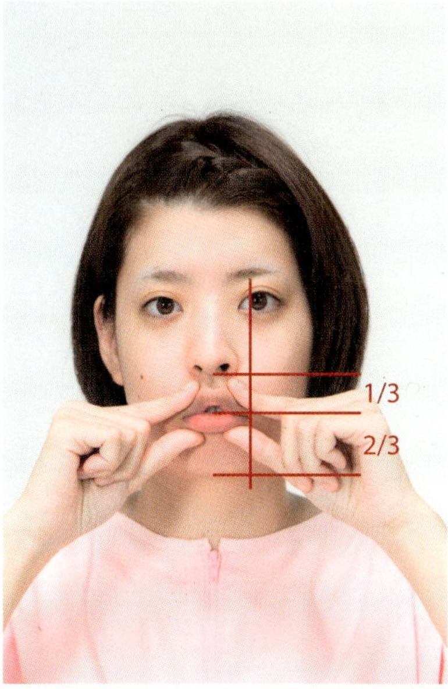

① 입꼬리의 위치를 검은자위 안쪽에 맞추고 아래턱에서 코 아래까지 길이의 3분의 1에 이동하도록 검지로 팔자주름선 안쪽의 윗입술을 가볍게 누른다

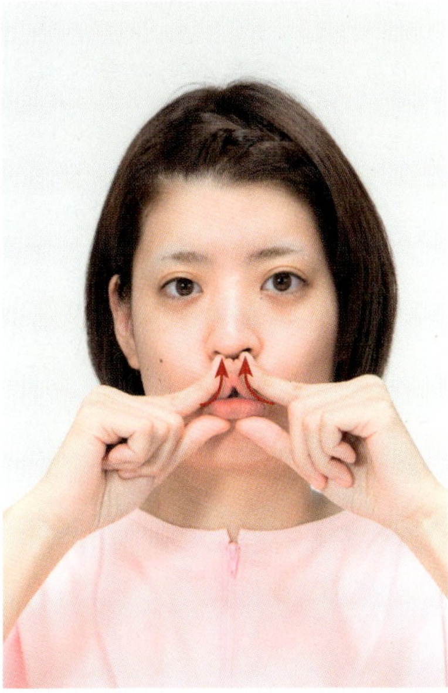

② 윗입술 끝이 코끝에 닿도록 젖뜨린다. 그 움직임과 동시에 손가락으로 중앙 방향으로 보조한다. 아랫입술을 닫는 보상운동이 강하지는 않은지 주의한다. 익숙해지면 손가락을 떼고 입술의 힘만으로 젖뜨릴 수 있는지 확인한다(3초×5회를 1세트)

4-7. 하안검운동

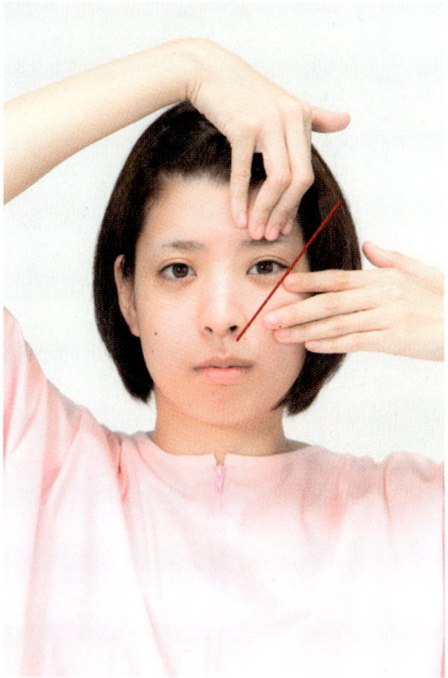

① 검지로 눈초리 아래를 가볍게 눌러서 눈초리의 위치를 콧방울과 눈썹을 연결한 선상으로 이동시키고 왼쪽 중지와 약지로 인디언라인의 말단이 수평이 되도록 볼을 들어 올린다

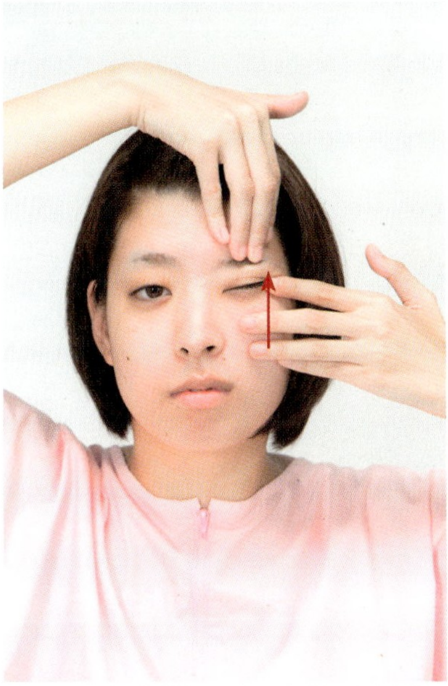

② 눈초리 쪽에 힘을 넣어서 아래눈꺼풀을 올리도록 하여 눈을 감는다. 그 움직임과 동시에 눈초리의 아래를 누르고 있던 손가락으로 위쪽으로 보조한다. 익숙해지면 손가락을 떼고 눈꺼풀의 힘만으로 눈을 감고 있는지 확인한다(3초×5회를 1세트)

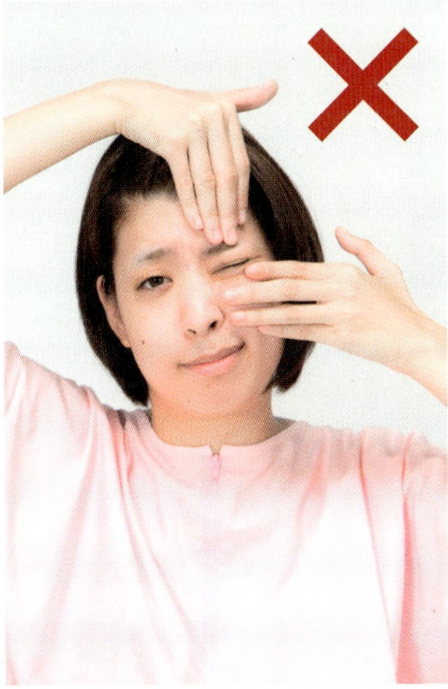

잘못된 예. 추미근, 안륜근 상부를 사용하여 눈을 감지는 않는지 주의한다. 만약 미간이 모여버리는 경우라면 눈썹을 손으로 누르고 실시한다

4-8. 상안검운동

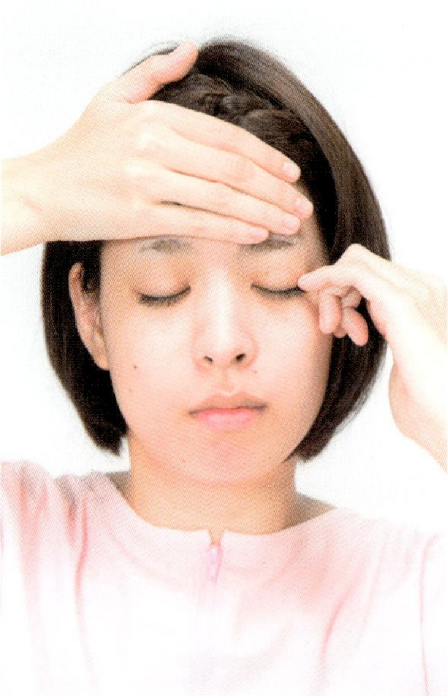

① 눈썹의 위치가 이마의 발제로부터 아래턱까지 길이의 3분의 1에 이동하도록 손바닥으로 이마면을 가볍게 누른다. 윗눈꺼풀 바깥쪽의 속눈썹이 나 있는 정도의 장소를 왼쪽 소지로 살짝 접촉한다

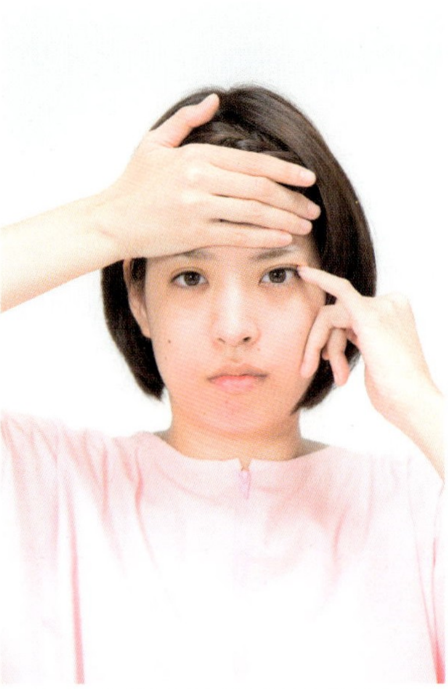

② 이마를 올리지 않도록 하면서 눈을 크게 뜬다. 그 움직임과 동시에 왼쪽 소지로 눈초리를 위쪽으로 보조한다. 익숙해지면 손가락을 떼고 눈꺼풀의 힘만으로 움직이고 있는지 확인한다 (3초×5회를 1세트)

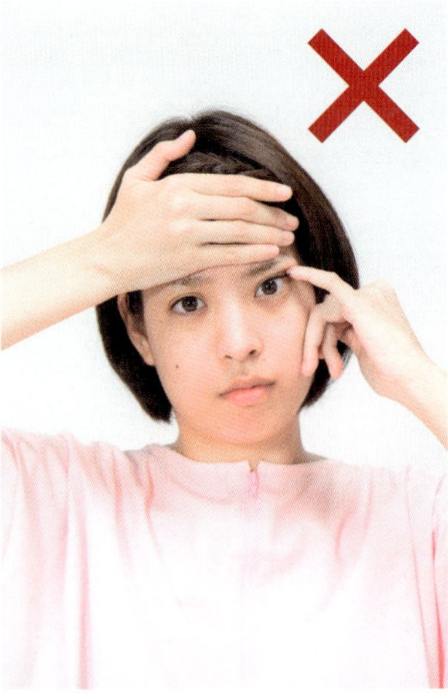

잘못된 예. 소지로 안구를 누르지 않도록 주의한다

4-9. 전경부(前頸部)운동

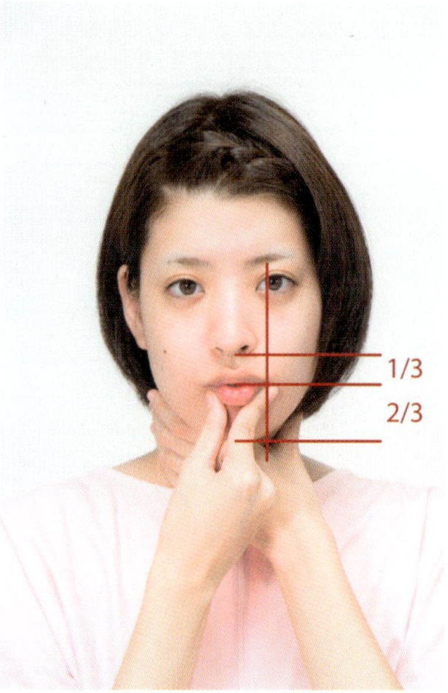

① 오른손을 목의 앞쪽에 가볍게 밀착시키고, 또 왼손의 검지와 엄지를 입꼬리의 아래에 두고 미안율에 맞추어 손으로 누른다

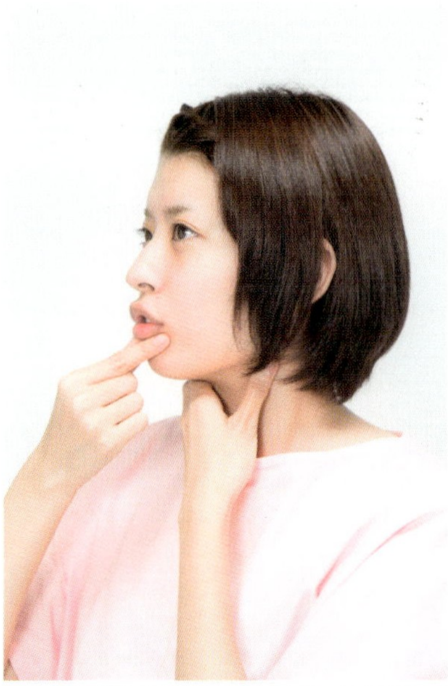

② 목에 밀착시킨 손으로 보조하는 동시에 어깨를 올리지 않고 목만 위로 수축하도록 목의 앞쪽을 움직인다. 입꼬리가 내려가지 않도록 왼손으로 누른다. 익숙해지면 오른손을 떼고 목의 근육만으로 움직인다(3초×5회를 1세트)

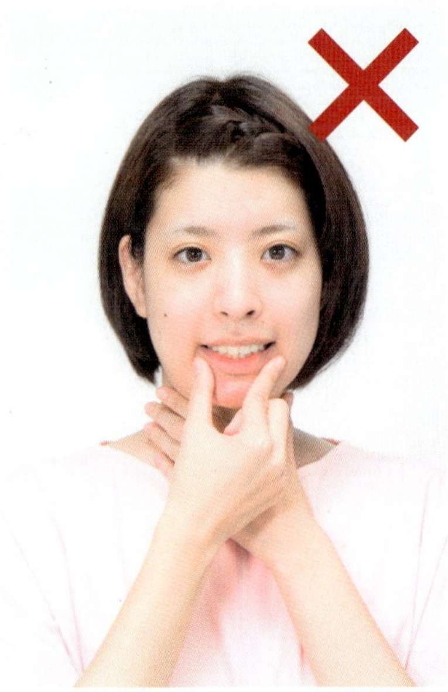

잘못된 예. 아랫입술을 벌리지 않도록 한다

5 예방법

환자 스스로 일상생활에서 얼굴 근육을 균형감 있게 사용하려고 의식하는 것은 대단히 중요하다. 그렇기 때문에 중력을 거스르지 않은 채 편하게 움직일 수 있는 근육을 위주로 사용하는 얼굴의 습관을 방지하고, 주름 · 늘어짐을 만들지 않는 표정을 치료의 전후에 지도할 필요가 있다.

5-1. 말하는 방법

입꼬리의 아래만 움직이거나 입술을 너무 벌려서 말하는 버릇이 있을 경우에는 협근, 구각하제근 등의 작용에 의해 발화를 하고 있다고 생각할 수 있다. 이 경우에는 본래 사용해야 하는 근육인 상순거근군이 쇠약해져서 그 주위의 지방이 중력에 견인된다. 이것은 페이스라인의 늘어짐, 팔자주름선의 주름·늘어짐의 원인이 된다. 따라서 발화할 때는 상순거근군을 사용하여 입꼬리를 올린다는 것을 의식할 필요가 있다. 구체적으로는 환자가 '이', '에'를 발화할 때 볼을 들어 올려서 아랫니를 보이지 않고 말할 수 있도록, 그리고 미안율의 라인으로부터 벗어나지 않고 발화할 수 있도록 지도한다.

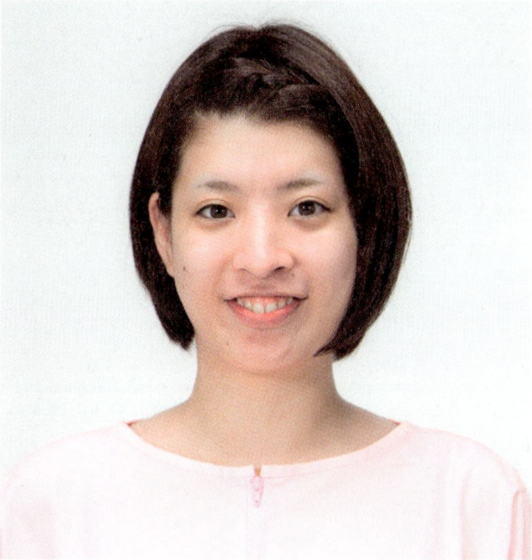
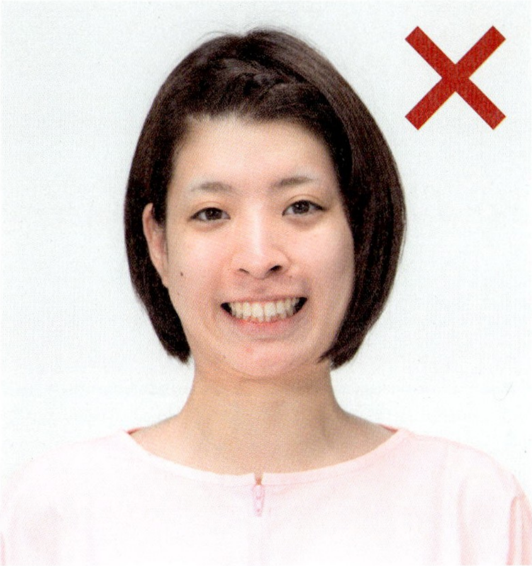

발화할 때는 아랫니가 보이지 않는 상태에서 광대뼈를 위로 들어 올린다는 느낌으로 발화한다

5-2. 웃는 방법

'5-1. 말하는 방법'의 버릇과 마찬가지로 중력의 방향으로 작용하는 근육에 너무 의지하여 웃는, 즉 "가로로 당겨서 웃는" 버릇이 있으면 팔자주름선의 주름·늘어짐, 페이스라인의 늘어짐, 마리오네트라인의 원인이 된다. 웃는 얼굴에서도 상순거근군을 사용하여 입꼬리를 올린다는 것을 의식할 필요가 있다. 환자에게는 "황금비율을 의식하면서 볼을 들어 올리고, 아랫니를 보이지 말고 앞니의 아래쪽이 아랫입술에 살짝 닿도록 웃어보세요"라고 지도한다.

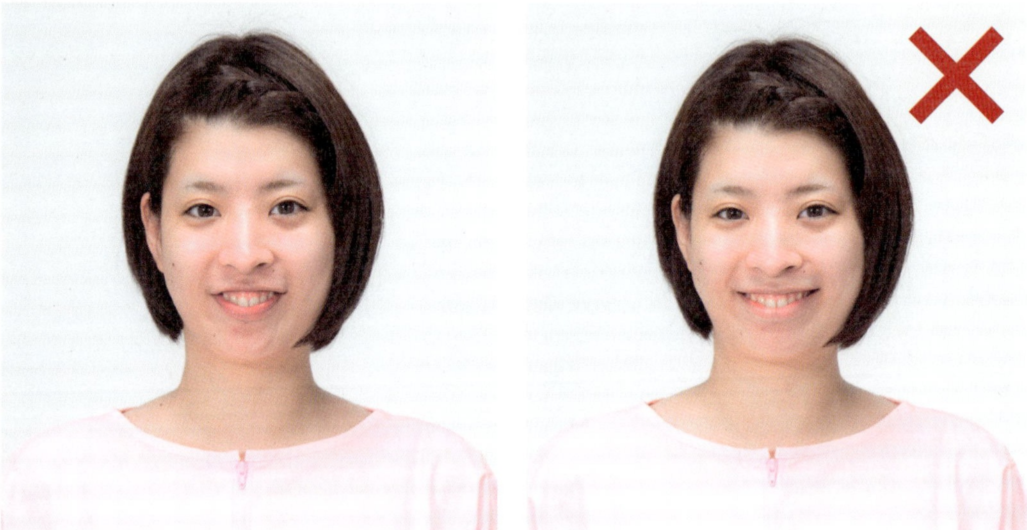

입술을 가로로 당겨서 웃지 말고 볼을 들어 올린다는 느낌으로 웃는다

5-3. 입술의 버릇

입술의 끝을 오므리거나 코 아래를 펴서 입술이 말려들게 하는 버릇이 있는 환자는 5-1, 5-2의 얼굴 버릇과 병행하여 개선시켜야 하는 경우가 많다. 이러한 버릇을 멈추게 하고 상순거근과 구륜근 상부를 사용한 트레이닝(74쪽 참조)을 아울러 지도하면 팔자주름선의 주름·늘어짐, 마리오네트라인, 인디언라인, 턱의 요철도 방지할 수 있다.

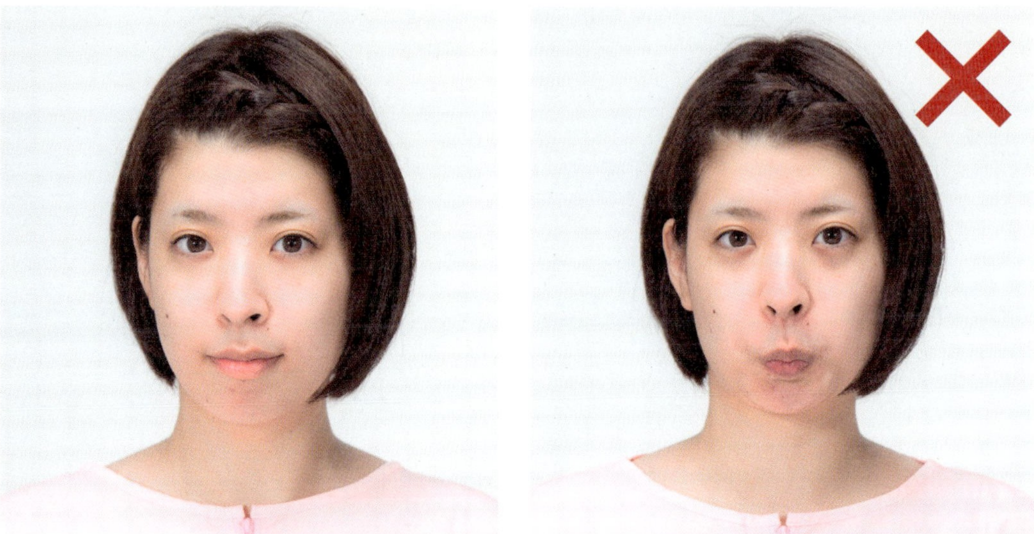

일상생활에서 입술이나 입꼬리에 힘을 주지 않는다. 입술을 오므리거나 입술을 말려들게 하여 턱 아래를 울퉁불퉁하게 만드는 것은 좋지 않다

5-4. 눈을 뜨는 방법

눈을 뜰 때 눈썹도 함께 올라가는 버릇은 상안검거근의 보상운동으로서 전두근을 사용하는 것에 기인하고 있다. 이 움직임은 위아래눈꺼풀의 주름·늘어짐·움푹함, 코뿌리의 주름, 눈의 안쪽의 주름, 눈가 주름의 원인이 된다. 상안검거근력의 보상운동이 (+) 또는 (++)인 경우에는 트레이닝을 지도할 필요가 있다.

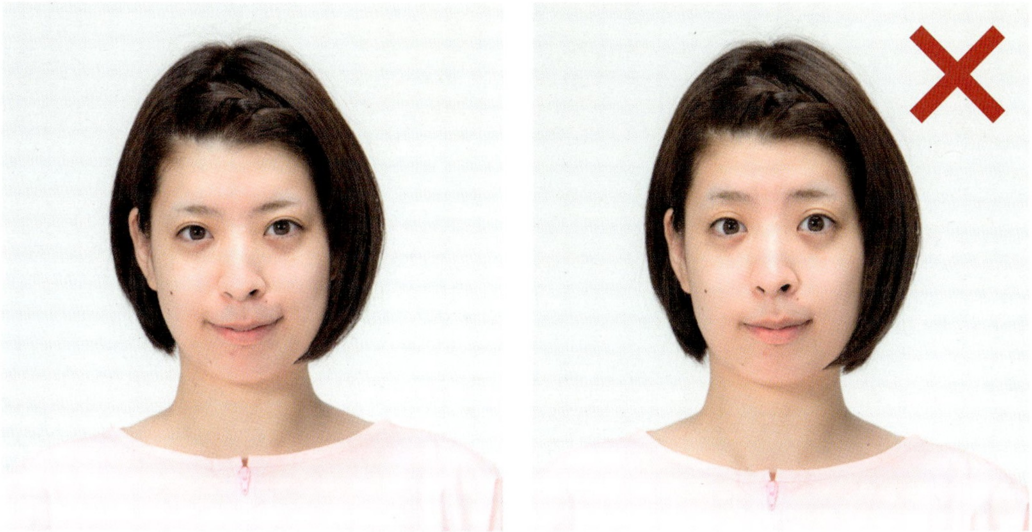

눈을 뜰 때는 눈썹을 올리지 말고 상안검거근만을 사용하여 눈을 뜬다

5-5. 눈을 감는 방법

눈을 감을 때 필요 이상으로 강하게 감는 버릇이 있는 환자는 동작을 실시할 때 일상적으로 추미근을 사용하는 얼굴 버릇이 있다. 안륜근 하부에 해당되는 곳의 피부는 안면의 피부 가운데 가장 얇아서 주름이나 늘어짐이 되기 쉽다. 눈을 감을 때 안륜근 하부도 사용할 수 있으면 보상운동이 줄어들어서 미간, 코뿌리, 눈 안쪽의 주름이 개선된다.

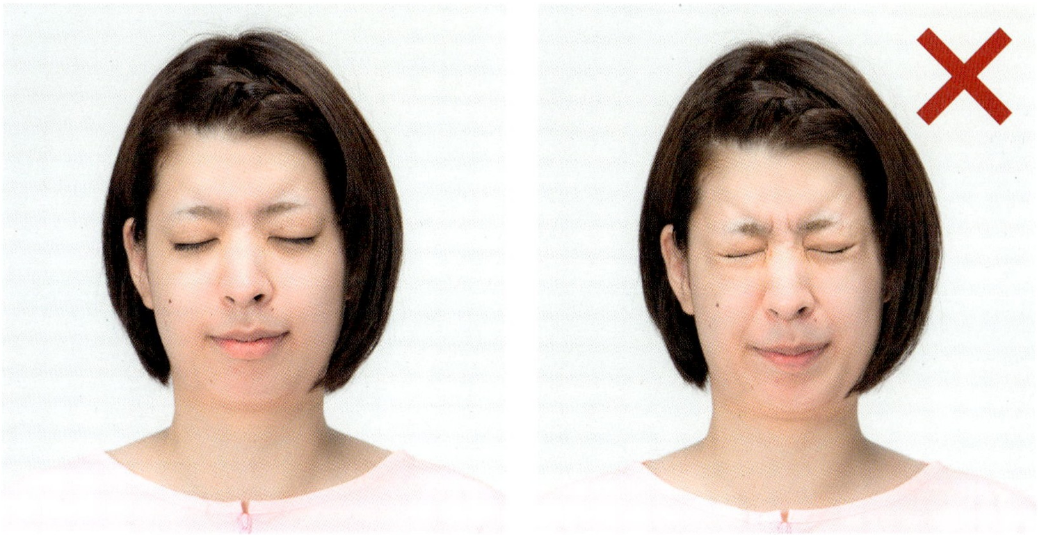

눈을 꽉 감는 버릇은 주름의 흔적을 남긴다. 눈을 감을 때 얼굴이 일그러지지 않고 가볍게 눈꺼풀만 닫는 상태에 유의한다

5-6. 무엇을 보는 방법

컴퓨터 작업을 계속하거나 문자를 읽을 때 무의식적으로 미간에 주름을 모으는 버릇이 나온다. 이것은 집중해서 무언가를 볼 때 안륜근 하부에 초점을 맞추는 대신에 추미근이 보상운동을 하고 있기 때문이다. 안륜근 하부를 사용하여 자연스럽게 초점을 맞추면 미간, 눈의 안쪽, 코뿌리의 주름·늘어짐이 개선된다.

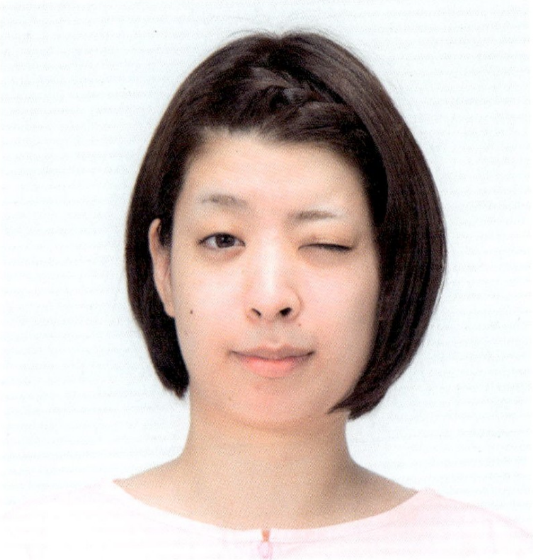

눈을 뜨고 감는 것 등의 동작에서 평소 아래눈꺼풀의 근육인 안륜근 하부를 무의식적으로 사용할 수 있으면 미간 근육의 보상운동이 없어진다

5-7. 자세

아래턱을 앞으로 낸 새우등 자세로 지내면 목 앞의 피부가 늘어져서 목 처짐의 원인이 된다. 또 후두부, 후·측경부의 근육이 긴장되어 자세가 더욱 심하게 나빠진다. 이것은 페이스라인의 늘어짐, Jowl 변형(불독 같은 늘어짐) 등의 원인이 되므로 지도할 필요가 있다.

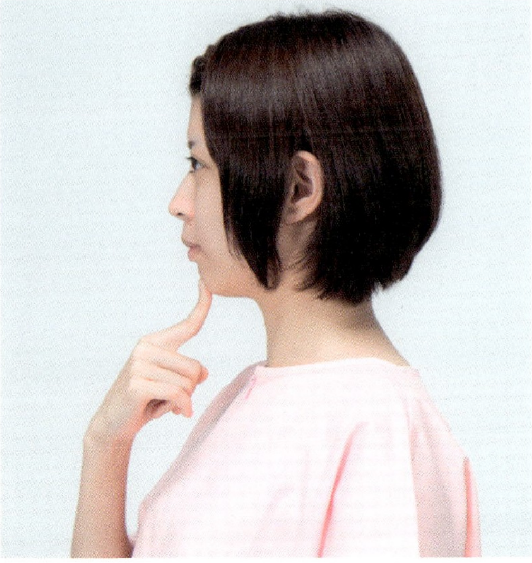

평소 턱을 들고 있지는 않은지 살피고, 아래턱을 손가락으로 누르고 뒤로 당겨서 자세를 바로잡으려는 의식을 갖는다

5-8. 먹는 방법

음식물을 먹을 때 아랫니의 볼주머니 부분에 음식물을 넣고 먹으면 입술이 말려들게 되어 입꼬리 부근 주름의 원인이 된다. 저작, 연하할 때 혀를 능숙하게 사용하면 하순하제근, 구각하제근, 구륜근, 이근도 정상적으로 작용하여 입꼬리 주위의 주름이 개선된다. 환자에게는 "볼에 음식물을 넣고 나서 씹는 것이 아니라 위턱과 혀로 음식물을 누르면서 좌우의 이로 씹도록" 지도한다.

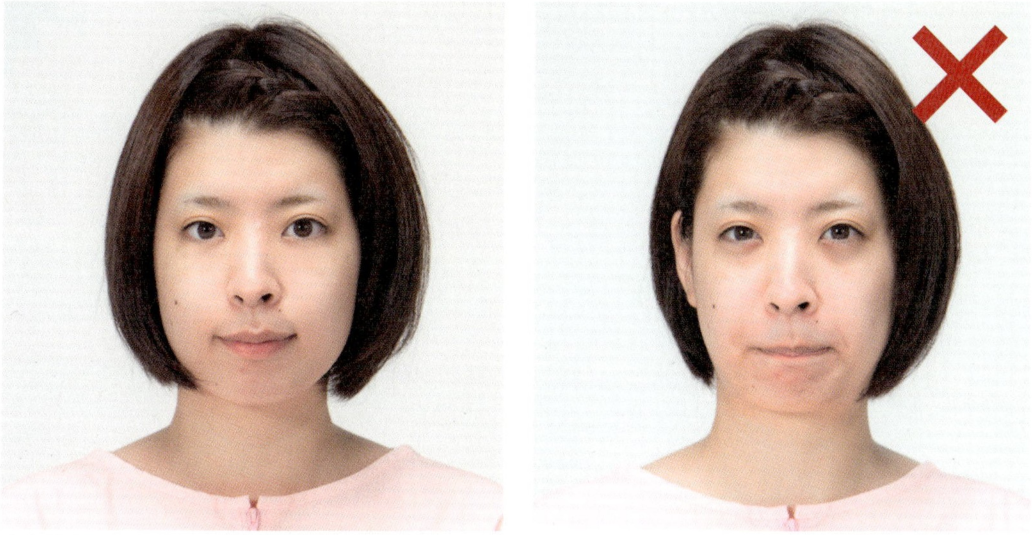

혀의 위치를 최대한 올려서 먹도록 하고, 삼킬 때는 입술에 힘을 줘서 주름을 깊게 하지 않도록 주의한다

5-9. 마시는 방법

음료를 마실 때 혀를 내리고 아래턱을 내밀어서 마시거나 입 끝을 오므리고 홀짝거리듯이 마시는 버릇이 있으면 마리오네트라인이나 입술 세로주름의 원인이 된다. 입술에 힘을 빼고 혀의 힘으로 삼킬 수 있게 되는 것이 이상적이다. 환자에게는 "위아래 입술 사이에 컵을 고르게 끼우고 음료가 혀 위를 지나도록" 마실 것을 지도한다.

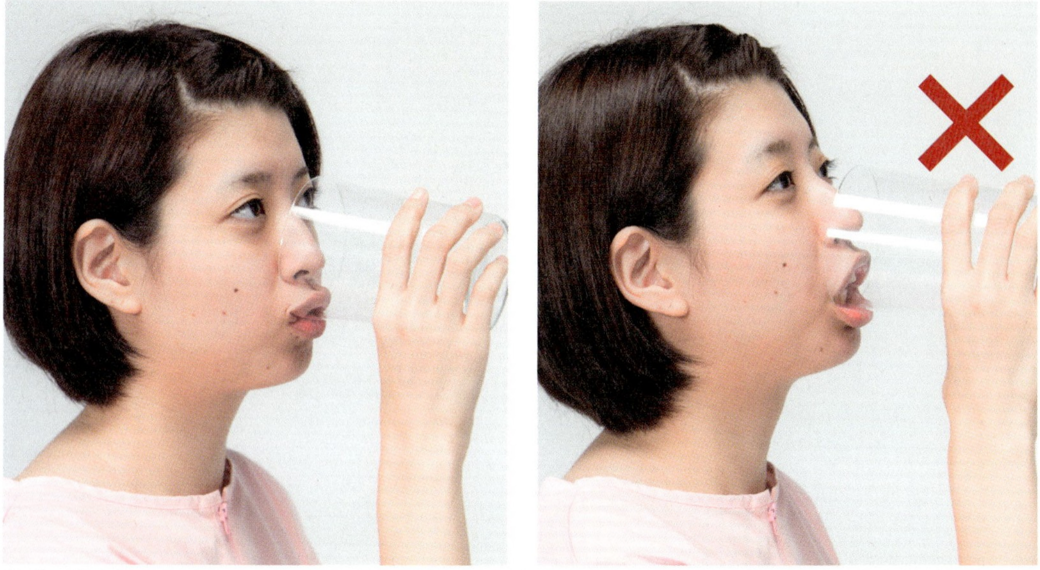

음료는 컵을 기울여서 혀 위를 통과하여 목구멍으로 넘어가게 한다. 턱을 들어올려서, 즉 아래턱을 위턱보다 내밀어서 마시지 않도록 한다

5-10. 혀의 위치

혀는 표정근의 내근(inner muscle)이다. 혀의 위치는 혀끝이 앞니 뿌리 부분의 잇몸에 붙고 혀 중앙이 상구개에 붙은 상태를 유지하는 것이 이상적이다. 설근을 바르게 사용하면 턱·페이스라인의 늘어짐이나 목의 주름·늘어짐을 예방·개선하는 것으로 이어지게 된다.

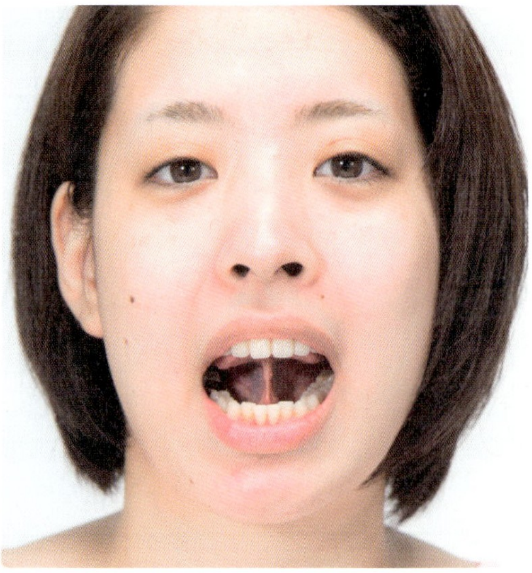

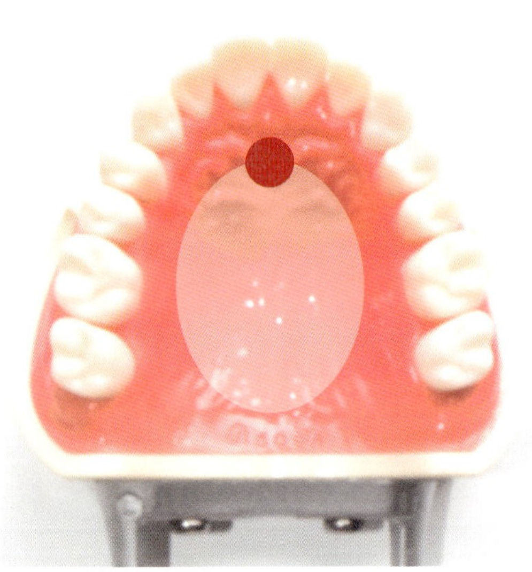

혀끝은 위턱의 앞니 뿌리에 있는 상태를 유지한다

6 스킨케어 어드바이스

환자 스스로 실시하고 있는 스킨케어가 호소증 발생의 원인이 되거나 치유를 가로막고 있는 경우도 있기 때문에 그 방법을 청취하는 것이 중요하다. 매일마다 스킨케어를 통해 표층의 각질을 벗겨내고 세포간지질, 천연보습성분 등으로 이루어진 보습성분을 과도하게 문질러서 떨어지게 하면 피부의 건강을 해치는 원인이 된다. 피부가 건조·위축되면 정상적인 치유력이 저하되기 때문에 스킨케어의 개선방법을 지도하고 경과를 관찰하는 것이 좋다.

6-1. 기초화장품의 사용방법

(1) 화장을 지우는 방법

어떤 클렌징제를 사용하고 있는지 청취한다. 합성계면활성제가 들어간 클렌징제를 사용하고 나서 세안폼을 사용하여 세안하는 것은 세정을 과도하게 하는 것이다. 또 문질러서 지우는 형태의 클렌징은 각질층을 마찰하기 때문에 사용하지 않는 편이 좋다. 클렌징 중에 마사지를 하여 피부를 마찰하고 있지는 않은지도 청취한다.

클렌징은 비누(soap materials)를 거품내서 거품을 대고 누르듯이 세안하는 것이 좋다. 두 번 씻어도 지워지지 않는 화장품은 사용하지 않도록 지도한다.

(2) 세안의 방법

세안에는 어떤 것을 사용하고 있는지 청취한다. 합성계면활성제를 사용한 세안폼은 피지층을 파괴하여 건조나 잡티·기미의 원인이 될 가능성이 있으므로 주의가 필요하다. 스크럽이 들어간 세안폼도 각질층을 과도하게 탈락시켜서 피부를 건조하게 만든다. 몇 번이나 세안하는지 등도 청취하면 좋다.

세안방법은 앞서 서술한 대로 밤에 1회 비누(soap materials)를 거품내서 거품을 대고 누르듯이 세안하면 좋다. 아침에는 비누 없이 물만으로 세안한다. 뜨거운 물에서는 피지가 과도하게 씻겨나가기 때문에 35℃ 정도의 물이 좋다. 물로 세안하여 이물을 제거한 뒤, 코나 이마의 피지를 얼굴 전체에 화장수처럼 펴지게 하면 과잉으로 나온 피지가 사용되어 코의 모공이 넓어진 것이나 피지로 막혀 있는 것이 개선된다.

(3) 화장수·미용액·로션·크림의 도포방법

기초화장품을 바르는 순서와 방법을 확인한다. 화장수의 경우 피부에 쏙 침투한다고 광고하는 제품에는 합성계면활성제가 포함되어 있는 경우가 많다. 로션(emulsion)이나 크림은 물과 기름을 섞는 과정에서 합성계면활성제가 사용된다. 또 시판되고 있는 기초화장품에는 방부제가 포함되어 있기 때문에 많은 종류를 지나치게 바르면 상재균총의 혼란을 초래하게 되어 건조해지거나 각질세포 사이의 접착이 파괴되는 원인이 되므로 화장품 피부염(누적성피부염)이 될 가능성이 있다. 두드려서 바르는 것과 같은 방법은 모세혈관을 손상시켜서 기미의 원인이 되고, 문질러서 바르면 각질층이 벗겨져서 건조 등의 원인이 된다.

화장수는 직접 만들거나 해서 되도록 방부제가 들어가지 않은 것을 사용하는 것이 좋다. 화장수를 손바닥에 덜어서 따뜻하게 한 뒤 손바닥의 압력으로 눌러서 얼굴에 바르도록 한다. 마찰하지 않도록 주의한다. 화장수는 세안하고 나서 피부에 땅기는 감각이 있을 때 바르는 것이 좋다. 땅길 경우에는 세안한 뒤 곧바로 화장수를 발라서 상재균총이 장벽을 만들기 쉬운 환경을 정비한다. 화장수를 바르더라도 땅기는 감각이 사라지지 않을 경우에만 바셀린이나 지질, 오일 등을 쌀알의 반 혹은 한 방울 정도 랩처럼 얼굴 전체에 덮듯이 펴서 넓게 바르도록 지도한다.

6-2. 메이크업 화장품의 사용방법

파운데이션은 가루, 크림, 액체 타입 등 가운데 어떠한 것을 사용하고 있는지 청취한다. 특히 액체 타입의 파운데이션으로서 피부에 잘 스며든다고 광고하는 제품은 합성계면활성제를 사용하고 있는 경우가 많아서 피부가 건조해지기 쉽다.

파운데이션은 가루로 된 것을 사용하는 것이 좋다. 액체 타입을 얼굴 전체에 구석구석 바르게 되면 편평한 인상을 주게 되고 주름에 파운데이션이 엉겨서 오히려 두드러져 보이게 된다. 또 스펀지로 문질러서 각질층을 손상시키고 있지는 않은지 청취한다.

가루로 된 파운데이션을 볼이나 이마, 턱, 코와 같은 얼굴의 융기된 곳에 바르면 그 장소에 눈길이 가고 주름이 눈에 띄지 않게 메이크업 할 수 있다. 또 세안을 과도하게 하지 않아도 된다. 볼터치나 아이세도, 아이라인 등도 세안으로 피지가 과도하게 떨어져나가지 않도록 물과 비누로 지울 수 있는 타입을 사용하도록 지도하는 것이 좋다.

6-3 일상생활에서의 주의

(1) 패팅, 마사지의 방법

붉어질 때까지 패팅(patting)을 하면 모세혈관이 손상되어 기미의 원인이 된다. 마사지를 할 때 윤활제 없이 문지르는 방법은 각질층을 손상시키므로 실시하지 않는다.

(2) 자외선 차단 방법

양산이나 모자, 선글라스 등을 사용하여 물리적으로 자외선을 피하도록 하는 것이 좋다. 합성계면활성제가 포함되어 있는 자외선 차단제의 사용을 삼간다. 피부가 건조해지면 피부의 자외선 방지작용이 저하되므로 보습하도록 한다.

(3) 그 밖의 주의사항

세신이나 팩과 같이 가끔씩 실시하는 케어의 빈도와 약제·화장품에 대한 알레르기 병력에 대해서도 확인한다.

등에 난 여드름은 샴푸·린스제에 포함된 합성계면활성제가 잔류하고 있는 탓에 발생하기도 한다. 합성계면활성제는 물로 씻어내더라도 약 20% 정도가 잔류하기 때문에 머리를 감고난 뒤에 몸을 씻도록 지도한다.

부록

진찰법에서 사용한 환자의 주관적·객관적 평가표를 정리하였습니다.
사용방법은 2장의 50~64쪽을 참고하여 사용하기 바랍니다.

[부록1] 주관적 평가표

환자의 얼굴 가운데 신경 쓰이는 곳을 5단계로 나누어 설문지를 작성합니다.

각 장소의 늘어짐의 상태에 대해서 어떻게 생각하십니까?

아래의 ①~⑤ 중에서 가장 자신에게 해당하는 란에 ○를 기입하세요

늘어짐 발생 장소	① 신경 쓰이지 않는다	② 조금 신경 쓰인다	③ 신경 쓰인다	④ 제법 신경 쓰인다	⑤ 매우 신경 쓰인다
눈의 위					
눈가					
눈의 아래					
인디언라인					
뺨					
팔자주름선					
마리오네트라인					
아래턱·목					
페이스라인					
그 외					

각 장소의 주름의 상태에 대해서 어떻게 생각하십니까?

아래의 ①~⑤ 중에서 가장 자신에게 해당하는 란에 ○를 기입하세요

주름 발생 장소	① 신경 쓰이지 않는다	② 조금 신경 쓰인다	③ 신경 쓰인다	④ 제법 신경 쓰인다	⑤ 매우 신경 쓰인다
이마					
눈썹 사이					
코뿌리					
눈가					
눈의 안쪽					
눈의 아래					
인디언라인					
뺨					
팔자주름선					
입 주위 세로주름					
마리오네트라인					
아래턱·목					
그 외					

각 장소의 피부가 거칠어진 상태에 대해서 어떻게 생각하십니까?

아래의 ①~⑤ 중에서 가장 자신에게 해당하는 란에 ○를 기입하세요

피부가 거칠어진 장소	① 신경 쓰이지 않는다	② 조금 신경 쓰인다	③ 신경 쓰인다	④ 제법 신경 쓰인다	⑤ 매우 신경 쓰인다
이마					
뺨					
코					
아래턱					
그 외					

안색, 잡티, 다크서클, 기미의 상태에 대해서 어떻게 생각하십니까?

아래의 ①~⑤ 중에서 가장 자신에게 해당하는 란에 ○를 기입하세요

안색, 잡티, 다크서클, 기미의 발생 장소	① 신경 쓰이지 않는다	② 조금 신경 쓰인다	③ 신경 쓰인다	④ 제법 신경 쓰인다	⑤ 매우 신경 쓰인다
전체적인 안색					
전체적인 잡티					
눈 아래의 다크서클					
뺨의 기미					
눈가의 기미					
그 외					

얼굴에서 전체적으로 신경 쓰이는 증상의 상태에 대해서 어떻게 생각하십니까?

아래의 ①~⑤ 중에서 가장 자신에게 해당하는 란에 ○를 기입하세요

얼굴에서 전체적으로 신경 쓰이는 증상	① 신경 쓰이지 않는다	② 조금 신경 쓰인다	③ 신경 쓰인다	④ 제법 신경 쓰인다	⑤ 매우 신경 쓰인다
늘어짐					
주름					
거친 피부					
얼굴색					
잡티					
다크서클					
기미					

[부록2] 구축도 평가표

부 위	평 가	평가기입
하안면의 구축 ▪ 구륜근 ▪ 상순거근 ▪ 대소협골근 ▪ 구각거근 ▪ 소근 ▪ 협근 ▪ 구각하제근 ▪ 광경근 ▪ 이근	(++): 강한 구축 (유날을 할 때 강한 통증)	※ 구축이 강한 부위를 추가기입
	(+): 구축 있음 (유날을 할 때 통증 있음)	
	(±): 약한 구축 (유날을 할 때 약한 통증 혹은 없음)	
	(-): 구축 없음 (유날을 할 때 통증 없음)	
중안면의 구축 ▪ 안륜근 ▪ 협골상인대	(++): 강한 구축 (유날을 할 때 강한 통증)	※ 구축이 강한 부위를 추가기입
	(+): 구축 있음 (유날을 할 때 통증 있음)	
	(±): 약한 구축 (약한 통증 혹은 없음)	
	(-): 구축 없음 (유날을 할 때 통증 없음)	
상안면의 구축 ▪ 미간 ▪ 눈썹 부위	(++): 강한 구축 (유날을 할 때 강한 통증)	※ 구축이 강한 부위를 추가기입
	(+): 구축 있음 (유날을 할 때 통증 있음)	
	(±): 약한 구축 (약한 통증 혹은 없음)	
	(-): 구축 없음 (유날을 할 때 통증 없음)	
상안면의 구축 ▪ 전두근 ▪ 머리 부위	(++): 강한 구축 (유날을 할 때 강한 통증)	※ 구축이 강한 부위를 추가기입
	(+): 구축 있음 (유날을 할 때 통증 있음)	
	(±): 약한 구축 (약한 통증 혹은 없음)	
	(+): 구축 없음 (유날을 할 때 통증 없음)	

[부록3] 주운동·보상운동 평가표

부 위	평 가	평가기입
- 상순·구각거상운동 ▪ 상순거근 ▪ 대소협골근 ▪ 구각거근 ▪ 소근 - 운동 방향 ▪ 위쪽 혹은 비스듬히 위쪽	▪ MMT 0: 근수축이 전혀 느껴지지 않는다 ▪ MMT 1: 단수축, 약한 경련 등이 느껴진다 ▪ MMT 2: 중력 하에서 경련하면서 수축이 느껴지지만, 중력에 저항하여 움직이지 못한다 중력이 없으면 강축할 수 있다 ▪ MMT 3: 중력 하에서도 강축할 수 있다 ▪ MMT 4~5: 저항운동은 피부를 늘이므로 실시하지 않는다	
- 보상운동 ▪ 구각하제근 ▪ 광경근 ▪ 협근 ▪ 소근 - 운동 방향 ▪ 가로 혹은 비스듬히 아래쪽	▪ (++): 아랫입술을 손으로 눌러도 근력을 컨트롤할 수 없으며, 윗입술의 운동도 가능하지 않다 ▪ (+): 아랫입술을 손으로 눌러도 근력은 컨트롤할 수 없지만, 윗입술의 운동은 가능하다 ▪ (±): 아랫입술을 손으로 누르면 근력을 컨트롤할 수 있으며, 윗입술의 운동도 가능하다 ▪ (-): 손으로 누르지 않더라도 아랫입술과 윗입술을 같은 근력으로 컨트롤할 수 있다	
- 상순수축(모음)운동 ▪ 구륜근 (상주연부) - 운동 방향: 가운데	▪ MMT 0: 근수축이 전혀 느껴지지 않는다 ▪ MMT 1: 단수축, 약한 경련 등이 느껴진다 ▪ MMT 2: 중력 하에서 경련하면서 수축이 느껴지지만, 중력에 저항하여 움직이지 못한다 중력이 없으면 강축할 수 있다 ▪ MMT 3: 중력 하에서도 강축할 수 있다 ▪ MMT 4~5: 저항운동은 피부를 늘이므로 실시하지 않는다	
- 보상운동 ▪ 구륜근 - 운동 방향: 앞쪽	▪ (++): 아랫입술을 손으로 눌러도 근력을 컨트롤할 수 없으며, 윗입술의 운동도 가능하지 않다 ▪ (+): 아랫입술을 손으로 눌러도 근력을 컨트롤할 수 없지만, 윗입술의 운동은 가능하다 ▪ (±): 아랫입술을 손으로 누르면 근력을 컨트롤할 수 있으며, 윗입술의 운동도 가능하다 ▪ (-): 손으로 누르지 않더라도 아랫입술과 윗입술을 같은 근력으로 컨트롤할 수 있다	
- 상순외반운동 ▪ 상순거근군 ▪ 소협골근 ▪ 상순비익거근 - 운동 방향: 위쪽	▪ MMT0: 근수축이 전혀 느껴지지 않는다 ▪ MMT1: 단수축, 약한 경련 등이 느껴진다 ▪ MMT2: 중력 하에서 경련하면서 수축이 느껴지지만, 중력에 저항하여 움직이지 못한다 중력이 없으면 강축할 수 있다 ▪ MMT3: 중력 하에서도 강축할 수 있다 ▪ MMT4~5: 저항운동은 피부를 늘이므로 실시하지 않는다	
- 보상운동 ▪ 구륜근 (입술:상연부/하연부·설주변부) ▪ 이근 - 운동 방향: 앞쪽	▪ (++): 아랫입술을 손으로 눌러도 근력을 컨트롤할 수 있으며, 윗입술의 운동도 가능하지 않다 ▪ (+): 아랫입술을 손으로 눌러도 근력은 컨트롤할 수 없지만, 윗입술의 운동은 가능하다 ▪ (±): 아랫입술을 손으로 누르면 근력을 컨트롤할 수 있으며, 윗입술의 운동도 가능하다 ▪ (-): 손으로 누르지 않더라도 아랫입술과 윗입술을 같은 근력으로 컨트롤할 수 있다	

- 하안검운동 ▪ 안륜근하부(안검부·안와부) - 운동 방향: 위쪽	▪ MMT 0: 근수축이 전혀 느껴지지 않는다 ▪ MMT 1: 단수축, 약한 경련 등이 느껴진다 ▪ MMT 2: 중력 하에서 경련하면서 수축이 느껴지지만, 중력에 저항하여 움직이지 못한다 중력이 없으면 강축할 수 있다 ▪ MMT 3: 중력 하에서도 강축할 수 있다 ▪ MMT 4~5: 저항운동은 피부를 늘이므로 실시하지 않는다	
- 보상운동 ▪ 추미근 ▪ 안륜근(눈의 안쪽·상부) 운동 방향: 안쪽	▪ (++): 위눈꺼풀·추미근을 손으로 눌러도 근력을 컨트롤할 수 없으며, 아래눈꺼풀의 운동도 가능하지 않다 ▪ (+): 위눈꺼풀·추미근을 손으로 눌러도 위눈꺼풀의 근력을 컨트롤할 수 없지만, 아래눈꺼풀의 운동은 가능하다 ▪ (±): 위눈꺼풀·추미근을 손으로 누르면 위눈꺼풀의 근력을 컨트롤할 수 있으며, 아래눈꺼풀의 운동도 가능하다 ▪ (-): 손으로 누르지 않더라도 위눈꺼풀과 아래눈꺼풀을 같은 근력으로 컨트롤할 수 있다	
상안검근력 ▪ 상안검거근근력 - 운동 방향: 위쪽	▪ MMT 0: 근수축이 전혀 느껴지지 않는다 ▪ MMT 1: 단수축, 약한 경련 등이 느껴진다 ▪ MMT 2: 전두근을 수축하지 않고서는 중력에 저항하여 눈을 뜨지 못한다 중력이 없으면 홍채가 전부 보이며 숨지 않는다 ▪ MMT 3: 전두근을 수축하지 않더라도 중력 하에서 완전히 눈을 뜰 수 있다 홍채가 전부 보이며 숨지 않는다 ▪ MMT 4~5: 저항운동은 피부를 늘이므로 실시하지 않는다	
- 보상운동 ▪ 전두근 - 운동 방향: 위쪽	▪ (++): 이마를 손으로 눌러도 근력을 컨트롤할 수 없다. 위눈꺼풀의 운동도 가능하지 않다 눈을 뜨고 있을 때 전두근이 수축되어 있으며 이완하지 못한다 ▪ (+): 이마를 손으로 눌러도 전두근의 근력을 컨트롤할 수 없지만, 위눈꺼풀의 운동은 가능하다 ▪ (±): 이마를 손으로 누르면 전두근의 근력을 컨트롤할 수 있으며, 위눈꺼풀의 운동도 가능하다 ▪ (-): 손으로 누르지 않더라도 전두근의 수축 없이 위눈꺼풀을 거상할 수 있다	

[부록4] 시각적 평가표

<table>
<tr><th colspan="2">부위 · 종류</th><th>평 가</th><th>평가기입</th></tr>
<tr><td colspan="2">상안면</td><td rowspan="8">(+): 있음
(±): 눈에 띄지 않을 때가 있음
(-): 없음</td><td rowspan="8"></td></tr>
<tr><td>이마</td><td>주름</td></tr>
<tr><td>미간</td><td>주름</td></tr>
<tr><td>코뿌리</td><td>주름</td></tr>
<tr><td>눈의 상부</td><td>주름·늘어짐·움푹함</td></tr>
<tr><td>눈의 하부</td><td>주름·늘어짐</td></tr>
<tr><td>눈초리</td><td>주름</td></tr>
<tr><td>눈의 안쪽</td><td>주름</td></tr>
<tr><td colspan="2">중·하안면</td><td rowspan="8">(+): 있음
(±): 눈에 띄지 않을 때가 있음
(-): 없음</td><td rowspan="8"></td></tr>
<tr><td>인디언라인
(mid-cheek groove)</td><td>움푹함·주름·늘어짐</td></tr>
<tr><td>뺨</td><td>주름·늘어짐·홀쭉함</td></tr>
<tr><td>팔자주름선</td><td>주름·늘어짐</td></tr>
<tr><td>입 주위</td><td>세로주름·늘어짐·입꼬리처짐</td></tr>
<tr><td>마리오네트라인
(불독라인)</td><td>주름·늘어짐</td></tr>
<tr><td>턱·목</td><td>주름·늘어짐</td></tr>
<tr><td>페이스라인</td><td>주름·늘어짐</td></tr>
<tr><td colspan="2">안색</td><td rowspan="5">(+): 있음
(±): 눈에 띄지 않을 때가 있음
(-): 없음</td><td rowspan="5"></td></tr>
<tr><td>잡티</td><td></td></tr>
<tr><td>다크서클</td><td>푸른 다크서클·검은 다크서클
(색소침착에 의한 다크서클)</td></tr>
<tr><td>기미</td><td>뺨·눈가</td></tr>
<tr><td>피부 거침</td><td>이마·뺨·코·아래턱</td></tr>
</table>

참고문헌

1) 栢森良二, 《顔面神經麻痺のリハビリテーション》, 醫齒藥出版株式會社, 2010.

2) 北村 清一郎, 《臨床家のための口腔顎顔面解剖アトラス》, 醫齒藥出版, 2009.

3) 高瀬吉雄, 石原勝, 戸田淨, 《老化と皮膚》, 清至書院, 1986.

4) Thomas W. Myers, 《Anatomy Trains》 제2판: 徒手運動療法のための筋筋膜經線. 醫學書院, 2009

5) 土門奏, 《黃金比率の魅力顔になる美顔率マッサージ&トレーニング》, ベースボールマガジン社, 2009

6) 日本抗加齡醫學會分科會, 《見た目のアンチエイジング》, 光文社, 2005

7) Helen J Hislop, Jacqueline Montgomery. 津山直一, 中村耕三 역, 《頭部と頸部の筋, 新·徒手筋力檢查法》 원저 제8판, 共同醫書出版社, 2008

8) 宮地良樹, 松永佳世子, 古川福實, 宇津木龍一, 日本美容皮膚科學會 감수, 《美容皮膚科學》, 南山堂, 2005

9) 大竹尙之, 《特集 フェイスリフト實踐マニュアル フェイスリフトに必要な顔面解剖學》, 2006:8. 1-4

10) 柏谷元, 藤村 朗, 人見次郎 외, 《顔の脂肪解剖》, 日本顔學會會誌, 2010:146(10)

11) 柏谷元, 小林誠一郎, 藤村朗 외, 《笑いの表情筋について~M. malarisの重要性~》, 日本顔學會會誌, 2009:188(9)

12) 島田和幸 등, 《ヒトの の形態的變異》, 日本顔學會會誌, 2009:9(1), 230

13) 福田慶三, 中西雄二, 《PEPARS 特集 フェイスリフト實踐マニュアル deep layer》, 2006:8. 84-90

14) 森山浩志, 《顔面神經麻痺の形態計測學的考察》, FACIAL NERVE RESEARCH JAPAN, 2007:27. 67-69